JN245611

薬学輸液療法
輸液力アップを図れ！

国際医療福祉大学教授　倉本敬二　著

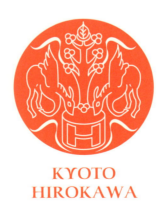

KYOTO
HIROKAWA

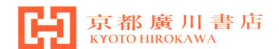

ま　え　が　き

【薬剤師・薬学生の"輸液力"を磨こう】

　NST（Nutrition Support Team）設立の勢いが止まらない．

　日本静脈経腸栄養学会（JSPEN：Japanese Society for Parenteral & Enteral Nutrition）のNST稼動施設登録数（2017年2月時点）は1,457施設にも上り，目を見張るものがある．それだけ疾病を抱える患者へのチームによる栄養療法の重要性・必要性が認識されてきているということであり喜ばしいことである．

　しかしながら，日本の病院施設数が8,453（2017年5月12日 財団法人 日本医療機能評価機構調べ）であることを考えた時，未だ手放しでは喜べない状況であることに気付かされる．すなわち，NSTの存在しない病院で患者に向き合っている薬剤師数の方が圧倒的に多いのである．しかも，NSTの存在有無にかかわらず，疾病を抱えた患者に栄養療法が重要かつ必要であることは疑いの無い事実である．

　入院初日からのシームレスな薬剤管理指導業務が求められ，病棟薬剤業務実施加算が認められた今，一人ひとりの薬剤師が輸液・栄養療法の知識と技能を身につける必要性に迫られている．将来，薬剤師になる薬学生も同様である．

　輸液は医薬品である．医薬品の責任者は薬剤師である．また，輸液管理下では輸液は治療薬剤であると同時に栄養剤でもある．よって，輸液管理を行うことは静脈栄養を管理するということでもある．これらを理解・実施する能力が「輸液力」である．

　更に，NSTの存在しない施設に勤務する薬剤師には"病棟薬剤業務・薬剤管理指導業務とNutrition SupportのCollaboration"の確立が求められているとも言える．

　本書はこのような状況下において現在輸液・栄養療法に関わっている，あるいはこれから関わっていこうとする薬剤師・薬学生の方々の参考に供したいとの思いから企画された．

　本書で学習することによって一人でも多くの薬剤師・薬学生が"輸液力"を養い，チーム医療の中での確固たるポジションを獲得し，チーム医療におけるリスクマネージャーとして活躍されることを祈念する．

　「NSTがないから栄養管理ができない」のではない．

　「NSTがなくても栄養管理はでき得る」のである．

　薬剤師にはその「力」があるのだから．

　－今，輸液力を磨こう－　チャレンジ薬剤師！　それに続け薬学生！

　最後に，京都廣川書店の廣川重男社長，鈴木利江子氏，清野洋司氏，田中英知氏をはじめとする編集部の皆様に，厚く御礼申し上げます．

2018年3月

倉本　敬二

目　　次

序　章	***1***

第 1 章　輸液とは	***3***

1-1　細胞外⇔細胞内の水の移動を理解する ･･････････････････････ ***4***
　1-1-1　体液の溶質平衡　*4*
　1-1-2　慢性腎不全患者はなぜ低 Na$^+$ 血症を示すのか？　　*4*

1-2　2 種類の等張輸液を知る ･･･････････････････････････････ ***5***
　1-2-1　生理食塩液を理解する　　*5*
　1-2-2　5％ブドウ糖液を理解する　　*8*

1-3　輸液製剤はすべて生理食塩液と 5％ブドウ糖液から成り立っている ･･･････ ***10***
　1-3-1　細胞外液補充液や 1〜4 号輸液を理解する　　*10*

1-4　点滴されている輸液を見て，薬剤師・薬学生としてのかかわり方を知る
　〜輸液製剤の Na$^+$ 濃度（mEq/L）に注目して，患者の状態を大まかに掴む〜
　･･･ ***12***
　1-4-1　細胞外液補充液（Na$^+$ 濃度 130 mEq/L）による水分補充を考えてみる　　*12*
　1-4-2　3 号輸液（Na$^+$ 濃度 38.5 mEq/L）による水分補充を考えてみる　　*14*

1-5　栄養輸液は維持液である ･･･････････････････････････････ ***16***
1-6　膠質輸液について ･････････････････････････････････ ***16***
1-7　まとめ ･･･････････････････････････････････････ ***19***

第 2 章　輸液の処方設計	***21***

2-1　栄養サポート ･･････････････････････････････････ ***21***
2-2　シナリオ ････････････････････････････････････ ***22***
2-3　処方設計における計算の流れ ･････････････････････････ ***23***
　2-3-1　投与熱量の算出　*23*
　2-3-2　3 大栄養素量を算出する　　*24*
　2-3-3　水分量を算出する　　*26*
　2-3-4　電解質量の調整　*26*

2-4　TPN 開始処方は？ ･･･････････････････････････････ ***27***
2-5　処方設計の逆が鑑査である ･･･････････････････････････ ***28***
2-6　TPN 開始処方が決まったら ･･････････････････････････ ***29***
2-7　最後に ････････････････････････････････････ ***30***

第３章　５大栄養素　　31

3-1　脂　質 31
3-1-1　脂質の投与意義　*31*

3-1-2　脂質の投与量　*33*

3-1-3　脂質の投与速度　*33*

3-1-4　脂質の投与方法　*34*

3-1-5　わが国の静注用脂肪乳剤　*35*

3-1-6　適応する際の留意事項　*35*

3-2　アミノ酸 37
3-2-1　アミノ酸の投与意義　*37*

3-2-2　アミノ酸の投与量　*37*

3-2-3　アミノ酸の投与速度　*37*

3-2-4　アミノ酸の投与方法　*37*

3-2-5　わが国のアミノ酸輸液製剤と適応する際の留意事項　*37*

3-3　糖　質 44
3-3-1　糖質の投与意義　*44*

3-3-2　エネルギー基質の違いから，その使い方と選び方を考える　*44*

3-3-3　グルコースの投与速度と１日投与量　*45*

コラム　脂肪乳剤の謎　*46*

3-4　微量元素 47
3-4-1　微量元素の投与　*47*

3-4-2　微量元素欠乏症の予防　*49*

3-4-3　微量元素過剰症の問題　*50*

3-4-4　鉄過剰症　*51*

3-5　ビタミン 52
3-5-1　ビタミンの投与と投与量　*52*

3-5-2　ビタミン欠乏症　*54*

3-5-3　ビタミン過剰症　*58*

コラム　エネルギー制限食は，ビタミン・ミネラル欠乏食？　*58*

第４章　処方鑑査　　61

4-1　処方設計の逆が処方鑑査である 61
4-2　演習問題 66

第5章　輸液モニタリング　　　81

5-1　高血糖（投与速度，glycation，脱水，意識障害）‥‥‥‥‥‥‥‥81

5-2　低血糖（意識障害，投与速度，脳・赤血球）‥‥‥‥‥‥‥‥‥83

5-3　必須脂肪酸欠乏症（皮膚症状，エイコサノイド：eicosanoid）‥‥‥‥84

5-4　肝機能異常（ALT＞AST，脂肪肝）‥‥‥‥‥‥‥‥‥‥‥‥85

5-5　腎機能異常（NPC/N，BUN，Cr，腎前性腎不全）‥‥‥‥‥‥86

5-6　水・電解質（投与量，GIK）‥‥‥‥‥‥‥‥‥‥‥‥‥‥87

5-7　微量元素欠乏・過剰症（微量元素製剤の弱点，Mn）‥‥‥‥‥‥87

5-8　ウェルニッケ脳症・乳酸アシドーシス（ビタミン B_1 不足）‥‥‥‥88

5-9　浮腫・肺水腫（スターリングの仮説）‥‥‥‥‥‥‥‥‥‥‥89

5-10　リフィーディング症候群（re-feeding syndrome：急速過剰栄養）‥‥‥91

5-11　酸・塩基平衡異常（ブドウ糖，CO_2，滴定酸度）‥‥‥‥‥‥91

　　　コラム　「兵糧攻め」の真実は「re-feeding syndrome」にあり　93

第6章　リスクマネジメント　　　95

6-1　TPN 製剤の組成を理解することがリスクマネジメントにつながる‥‥‥95

　　6-1-1　エネルギー基質の違いから，リスクマネジメントを考える　96

　　6-1-2　アミノ酸組成の違いから，リスクマネジメントを考える　99

　　6-1-3　添加剤：亜硫酸塩からリスクマネジメントを考える　105

　　6-1-4　滴定酸度の違いから，リスクマネジメントを考える　105

　　6-1-5　アルカリ化剤の違いから，リスクマネジメントを考える　108

6-2　キット製剤の構造を理解することがリスクマネジメントにつながる‥‥108

　　6-2-1　バッグ構造を理解することがリスクマネジメントにつながる　109

第7章　経静脈から経腸へ　　　115

7-1　第一段階：スタート（腸管機能の確認）‥‥‥‥‥‥‥‥‥‥115

7-2　第二段階（経腸栄養剤への忍容性の確認）‥‥‥‥‥‥‥‥‥116

7-3　第三段階（経腸栄養剤の増量）‥‥‥‥‥‥‥‥‥‥‥‥‥118

7-4　第四段階：ゴール（経腸栄養のみでの栄養投与）‥‥‥‥‥‥118

第8章　経腸栄養剤　　　121

8-1　経腸栄養の特徴‥‥‥‥‥‥‥‥‥‥‥‥‥‥‥‥‥‥‥121

8-2　経腸栄養の適応‥‥‥‥‥‥‥‥‥‥‥‥‥‥‥‥‥‥‥122

8-3　経腸栄養の禁忌‥‥‥‥‥‥‥‥‥‥‥‥‥‥‥‥‥‥‥122

8-4　投与方法の比較‥‥‥‥‥‥‥‥‥‥‥‥‥‥‥‥‥‥‥123

8-5　経腸栄養法の利点‥‥‥‥‥‥‥‥‥‥‥‥‥‥‥‥‥‥123

8-5-1 経腸栄養法は腸管を使う全身管理法である　*123*

8-5-2 n-6/n-3　*125*

8-6 各経腸栄養製剤 ·· *126*

付録　演習問題　*131*

索　引 ·· *135*

序章

　平成24年（2012年）に「病棟薬剤業務実施加算」が診療報酬で認められ，名実ともに急性期の患者ケア，すなわち輸液に関する業務が薬剤師業務となった．「入院初日からの薬剤管理指導業務」が必要であると訴えてきた著者ら病院薬剤師にとっては，1つの達成感があった．

　一方，国の医療政策が「入院短縮と在宅医療の推進」と決定した以上，病院・薬局を問わずに患者の全身管理に薬剤師が自然科学者としてどれだけ貢献できるか否かが今後の薬剤師の運命を決めることになろう．したがって，臨床での必須医薬品である輸液・注射薬・経腸栄養剤に関する薬学的情報を調査・研究し臨床へフィードバックし続けることが肝要になってくる．

　それを見据えて本書では，薬学生あるいは新人薬剤師のうちから輸液・経腸栄養剤による患者の全身管理に慣れ親しむためのコンテンツを網羅した．

　まずは，第1章で輸液への抵抗感をなくすべく輸液を知るところから始める．難解な言葉や計算はないので，きっと輸液への免疫を獲得できるはずである．次に，第2章ではシナリオを通して輸液処方設計を学んでいく．この処方設計を通して，薬学部で学んだ事項がふんだんに活用されていることに気づくであろう．その詳細については第3章で解説している．輸液処方設計の逆が鑑査であるので，その考え方は第4章で自然に身についていくことと思う．さらには，第5章と第6章において輸液により全身管理されている患者をモニタリングしていく事項について学ぶが，ぜひリスクマネジメントを意識しながらその臨場感を味わってほしい．第7章と第8章では，理想の全身管理法である経口投与（経腸管理）へ戻る場合についても触れた．このように入院から退院までをイメージしながら学べるように心がけた1冊である．

　本文だけでは理解しにくい部分については，コラムや図表，脚注で解説した．

　章末あるいは巻末には，演習問題を用意し本書で学んだことを定着させられるようにした．同時に薬学生にとっては国家試験対策にもなるであろう．

　静脈栄養管理を実践する上で必要な知識を，薬学生のみならず新人薬剤師まで幅広く活用できるものになったと考えている．

　急性期患者の全身管理に携わっている薬剤師，あるいは今後携わるであろう新人薬剤師や薬学生の一助あるいは1つのきっかけとなれば幸いである．

　医薬品である輸液が用いられる静脈栄養管理は，薬剤師にとって医師とともに患者を救うやりがいと責任のある，魅力ある業務である．1人でも多くの薬剤師，そしてその卵である薬学生がこの世界に興味を持ってくれることを切に願っている．

第1章　輸液とは

　本章では輸液を知るために必要な事項を解説する．体液・栄養管理や治療薬投与に用いられる輸液は医薬品である．医薬品の責任者は薬剤師である．そうであるために薬剤師は，「輸液製剤とは何か？」をまず知る必要がある．それを理解するには図1-1に示したイメージ図と用語の理解が必要である．

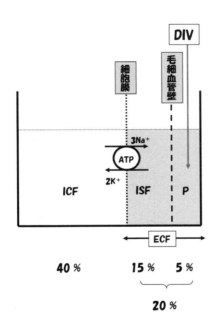

図1-1　体液分画のイメージ図と使用される用語

体内水分量：体重（B.W.）の60%である．
細胞内液（ICF：intracellular fluid）　⇒　主たる生命活動の場である細胞組織を潤している体液である．
細胞外液（ECF：extracellular fluid）　⇒　体外と細胞内液をつなぐ役割を担う細胞外液は，組織間液（ISF：interstitial fluid，体重の15%）と血漿（P：plasma water，体重の5%）から成る．

　ICFとECFは細胞膜で，ISFとPは毛細血管壁で隔てられている．
　これらを把握して各論で理解を深めていく．

1-1 細胞外⇔細胞内の水の移動を理解する

ソリタ®T-3号輸液500 mL 2本（計1,000 mL）を点滴すると，図1-2に示したようにその水分は細胞内液分画に519 mL・細胞外液分画に481 mL分布する．なぜこうなるのかが最終的にわかればよいが，そのためには体液の溶質平衡を理解することが重要である．

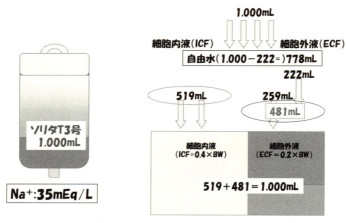

図1-2　ソリタ®T-3号輸液1,000 mLによる水分補充

1-1-1 体液の溶質平衡

生体は，正常な浸透圧環境下でのみ機能を発揮することができる．そのため，表1-1に示した，通常「正常値」といわれる各分画の比率・濃度を保つことよりも体液の「浸透圧」を保つことを最優先させる．これが恒常性（homeostasis）である．また，その値は285±5 mOsm/L（定数）である．

表1-1　体液分画の電解質組成（濃度・比率）

	陽イオン（mEq/L）				陰イオン（mEq/L）			
	Na^+	K^+	Ca^{2+}	Mg^{2+}	Cl^-	HCO_3^-	HPO_4^-/SO_4^{2-}	タンパク/酸
血漿	138	4.5	5.0	3.0	110	24	3.5	20
組織間	145.3	4.7	2.8	1.5	114.7	26.5	3.5	13.6
細胞内	13	140	10.7	27	3	10	107	40

1-1-2 慢性腎不全患者はなぜ低Na^+血症を示すのか？

慢性腎不全患者は検査データ上，低Na^+血症を示すことが多い．しかし，意識レベルは保たれている．真の低Na^+血症であれば，脳細胞と循環血漿間に浸透圧格差が生じる（脳細胞＞循環血漿）．それにより脳細胞内への水分移動が生じて脳浮腫となり，その結果脳神経が圧迫され意識

レベル低下に傾くはずであるが，そうはなっていない．その理由は次式で説明される．

　血漿浸透圧を求める概算式：

浸透圧＝Na⁺(mEq/L)×2＋血糖 (mg/dL)/18＋血中尿素窒素 (mg/dL)/2.8

　慢性腎不全患者であるので，その原疾患の性質上，血中尿素窒素と血糖が高値を示す場合が多い．それでも血漿浸透圧285±5 mOsm/L（定数）を維持しようとする恒常性が働くため変数である Na⁺濃度（mEq/L）が低値をとることになる．例として図1-3に示した数値を前述式に代入して計算してみると血漿浸透圧は正常範囲内である．

K.K.(63)♂ 50kg CRF(CKD)
　　　　　　DM
　　　CL:clear

Na⁺:**123**mEq/L　　　　　　　　　　BUN:**74**mg/dL
K⁺:**4.0**mEq/L
Cl⁻:**90**mEq/L　　　FBS:**144**mg/dL　S-Cr.:**3.02**mg/dL

血漿浸透圧は？

123 × 2 + 144/18 + 74/2.8 = 280(W.N.L.)

図1-3　恒常性の最優先は浸透圧維持である

　　DM：Diabetes Mellitus（糖尿病）
　　FBS：Fasting Blood Sugar（空腹時血糖）
　　W.N.L.：Within Normal Limit（正常範囲内）
　　CL：Concious Level（意識レベル）

　つまり，この患者は Na⁺濃度が 123 mEq/L を示す異常な患者ではなく，恒常性が最優先させる浸透圧285±5 mOsm/kg を維持できている正常な患者であるといえる．このことからも，生体は体液の浸透圧維持を最優先させる恒常性を持つことが理解できる．

1-2　2種類の等張輸液を知る

　輸液の成り立ちを理解するには2つの等張輸液，生理食塩液（浸透圧物質：Na⁺）と5％ブドウ糖液（浸透圧物質：ブドウ糖）を理解することが重要である．ここでは，それぞれについての理解を深める．

1-2-1　生理食塩液を理解する

　生理食塩液は本当に生理的か？の答えは「No」である．図1-4を見れば一目瞭然である．細胞外液である循環血漿中の浸透圧物質をすべて Na⁺と Cl⁻で置き換えたものが生理食塩液である．言い換えれば生理的浸透圧液であることは間違いない．しかし，浸透圧は生理的であるが，組成

は非生理的である．

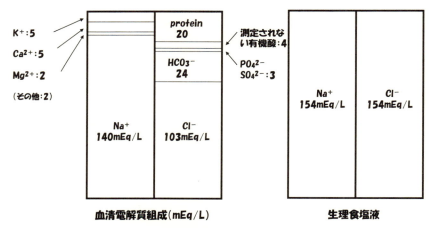

図1-4 生理食塩液は本当に生理的か？

　生理食塩液の本質を図1-5にまとめた．NaCl 1 g と水 111 mL から生理食塩液は成り立っており，この関係を維持することが浸透圧維持を最優先させる生体の恒常性であると言い換えることができる．つまり NaCl 1 g は水 111 mL を保持する力（晶質浸透圧）を持っている（図1-6）．なお，NaCl 1 g 中の Na^+ は 17.1 mEq である．

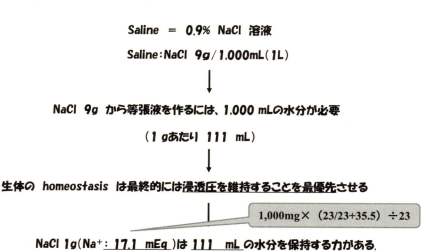

図1-5 生理食塩液は浸透圧のみが生理的
saline：生理食塩液

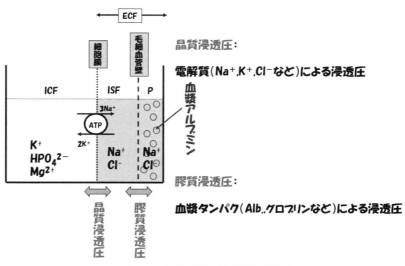

図1-6 晶質浸透圧と膠質浸透圧

イメージを固めるために，生理食塩液による水分補充を考えてみる（図1-7）．

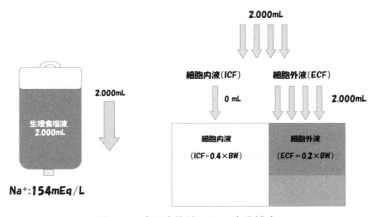

図1-7 生理食塩液による水分補充

(1) 生理食塩液 2,000 mL を点滴する．
(2) 生理食塩液 2,000 mL 中に含まれる Na^+ は $154 \times 2 = 308$ mEq である．
(3) Na^+ 308 mEq は NaCl 18.011695 g 相当である（$308 \div 17.1$）．
(4) 18.011695 g の NaCl が生理食塩液になるためには，水 1,999.2981（≒2,000）mL が必要である（18.011695×111）．
(5) 点滴するのは，細胞外液である循環血漿中である．
(6) 生体の浸透圧と生理食塩液の浸透圧は等しい．
(7) 結果として細胞内液・細胞外液分画と点滴した生理食塩液との間に浸透圧格差は生じない．
(8) したがって，細胞内液分画と点滴を受けた細胞外液分画間で水の移動は生じない．

(9) 点滴した生理食塩液 2,000 mL はすべて細胞外液分画に留まり，細胞外液量が増えることになる．
(10) 主たる生命活動の場である細胞内液分画に水分は補充されない（図1-8）．

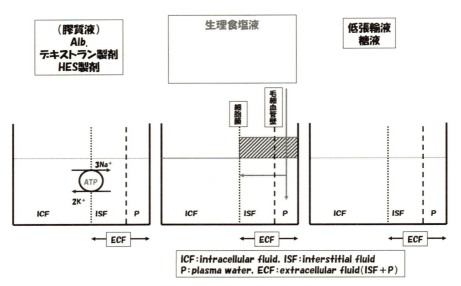

図1-8　輸液と体液区画の関係（生理食塩液）
斜線：等張液，塗りつぶし：自由水（この場合はゼロ）

生理食塩液の効能・効果が「細胞外液欠乏時」であることを確認しておきたい．

1-2-2　5％ブドウ糖液を理解する

5％ブドウ糖液の本質は「自由水（free water）」である．自由水とは，晶質浸透圧物質（Na$^+$）に支配されず，細胞外液・細胞内液分画を自由に往来できる水分のことであり，結果として全身を潤す．前述の生理食塩液との関連でいえば，晶質浸透圧物質（Na$^+$）が少ない輸液には自由水が多い．

5％ブドウ糖液が等張輸液であることを理解するために，前述の血漿浸透圧を求める概算式を用いてみる（図1-9）．3つの変数で代入できるのは，血糖値のみである．ブドウ糖5％は血糖値に換算すると 5,000 mg/dL になるため，計算結果は 278 mOsm/L となり等張輸液であることがわかる．

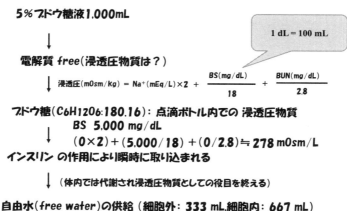

図1-9 5％ブドウ糖液の本質は自由水
BS：血糖値

イメージを固めるために，5％ブドウ糖液による水分補充を考えてみる（図1-10）．

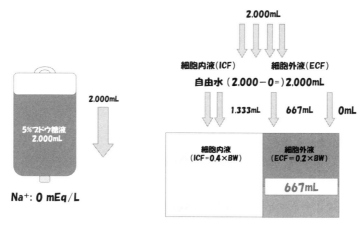

図1-10 5％ブドウ糖液（自由水）による水分補充

(1) 5％ブドウ糖液2,000 mLを点滴する．
(2) 5％ブドウ糖液2,000 mL中に含まれるNa^+は$0×2＝0$ mEqである．
(3) Na^+ 0 mEqはNaCl 0 g相当である（$0÷17.1$）．
(4) 0 gのNaClが生理食塩液になるためには，水0 mLが必要である（$0×111$）．
(5) 点滴するのは，細胞外液である循環血漿中である．
(6) 生体の浸透圧は$285±5$ mOsm/kgである．
(7) 点滴した5％ブドウ糖液中のブドウ糖は点滴されるとインスリンの作用により瞬時に細胞内に取り込まれるため，循環血漿中には水のみが取り残された状態となる．
(8) 結果として細胞内液・細胞外液分画と点滴した5％ブドウ糖液によって希釈された細胞外

液分画との間に浸透圧格差が生じる（細胞内液分画＞細胞外液分画）．
(9) 細胞内液分画と細胞外液分画間に浸透圧格差を生じさせないように両分画の容量比（2：1）に準じて自由水が移動する．
(10) 点滴した5%ブドウ糖液2,000 mLの1/3（667 mL）が細胞外液分画に分布し，細胞内液分画には残り2/3（1,333 mL）が分布することになる（図1-11）．

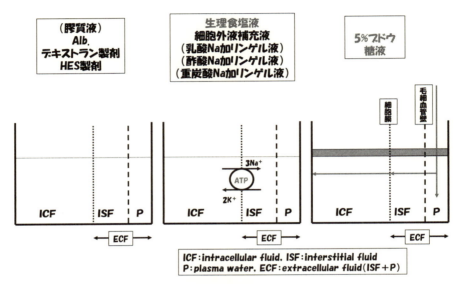

図1-11　輸液と体液区画の関係（5%ブドウ糖液）
斜線：等張液（この場合はゼロ），塗りつぶし：自由水

5%ブドウ糖液の効能・効果が「脱水症，特に水欠乏時の水補給」であることを確認しておきたい．

1-3　輸液製剤はすべて生理食塩液と5%ブドウ糖液から成り立っている

1-3-1　細胞外液補充液や1〜4号輸液を理解する

細胞外液補充液，1号輸液（開始液），2号輸液（脱水補給液），3号輸液（維持液），4号輸液（術後回復液）の先発相当医薬品を図1-12に示した．

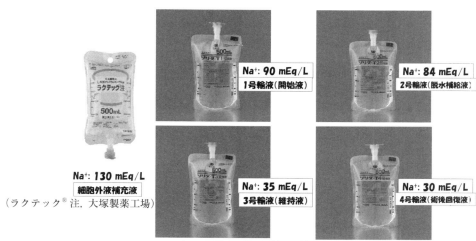

図1-12 各種輸液のNa$^+$濃度に注目する

 Na$^+$濃度（mEq/L）が記載順に低い値となっている規則性に気づく．表1-2にこれら5種類の組成一覧を示した．ここから，これら5種類の輸液製剤は「基本的に，生理食塩液と5％ブドウ糖液をある一定割合で混合したものである」ということがわかる．そのため，前述した生理食塩液と5％ブドウ糖液の2つの輸液を把握すれば，すべての輸液製剤の基本を押さえることができる．

表1-2 細胞外液補充液，1・2・3・4号液組成一覧

	生理食塩液	細胞外液補充液	1号液	2号液	3号液	4号液	5％ブドウ糖液
生理食塩液	500 mL	422 mL	230 mL	150 mL	50 mL	65 mL	（−）
1 M 乳酸ナトリウム	（−）	14 mL	10 mL	10 mL	10 mL	5 mL	（−）
1 M 塩化カリウム	（−）	2 mL	（−）	10 mL	10 mL	（−）	（−）
1/2 M リン酸ナトリウム	（−）	（−）	（−）	10 mL	（−）	（−）	（−）
5％ブドウ糖液	（−）	0〜α	260 mL	320 mL	430 mL	430 mL	500 mL
合計	500 mL	500 mL	500 mL	500 mL	500 mL	500 mL	500 mL
Na$^+$ （mEq/L）	154	130	90	84	35	30	（−）
Cl$^-$ （mEq/L）	154	109	70	66	35	20	（−）
K$^+$ （mEq/L）	（−）	4	（−）	20	20	（−）	（−）
P$^-$ （mEq/L）	（−）	3(Ca^{2+})※	（−）	18	（−）	（−）	（−）
lactate$^-$ （mEq/L）	（−）	28	20	20	20	10	（−）
glucose （％）	0	0〜β	2.6	3.2	4.3	4.3	5

※塩化カルシウム水和物由来

1-4 点滴されている輸液を見て，薬剤師・薬学生としてのかかわり方を知る
〜輸液製剤のNa⁺濃度（mEq/L）に注目して，患者の状態を大まかに掴む〜

1-4-1 細胞外液補充液（Na⁺濃度 130 mEq/L）による水分補充を考えてみる

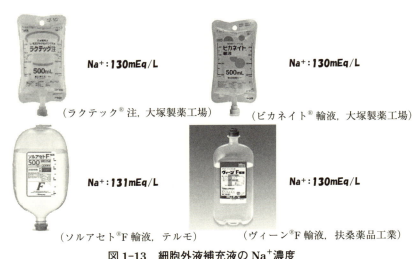

図1-13　細胞外液補充液のNa⁺濃度

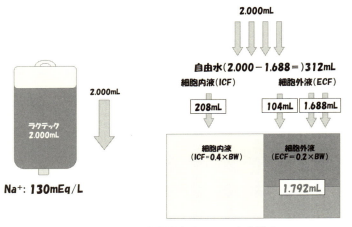

図1-14　細胞外液補充液による水分補充

(1) 細胞外液（ラクテック®）2,000 mL を点滴する．
(2) ラクテック®2,000 mL 中に含まれるNa⁺は 130×2＝260 mEq である．
(3) Na⁺260 mEq は NaCl 15.204678 g 相当である（260÷17.1）．
(4) 15.204678 g の NaCl が生理食塩液になるためには，水 1,687.7192（≒1,688）mL が必要である（15.204678×111）．
(5) 点滴するのは，細胞外液である循環血漿中である．

(6) ラクテック®2,000 mL 中の生理食塩液相当の容量は 1,688 mL である．
(7) 1,688 mL は細胞外液分画に留まる．
(8) その結果，自由水は 312 mL である（2,000 − 1,688）．
(9) 自由水は細胞内・細胞外液の両分画に浸透圧格差を生じさせないように分画の容量比（2：1）に準じて均等に分布する（細胞内：208 mL，細胞外：104 mL）．
(10) トータルで，細胞外液分画に 1,792（1,688 + 104）mL 分布し，細胞内液分画に 208 mL 分布することになる．

　主たる生命活動の場である細胞内液分画に少量の水分を補充するところが，生理食塩液と異なる（図 1-15）．

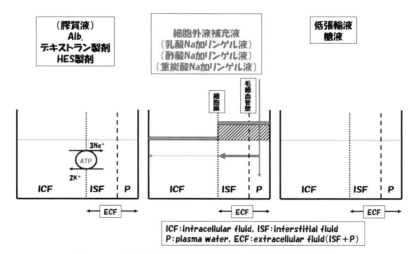

図 1-15　輸液と体液区画の関係（細胞外液補充液）
斜線：等張液，塗りつぶし：自由水

したがって，細胞外液補充液が投与されている患者は
① 循環動態が不安定である
② 急変があり得る
③ 再入院になるリスクがある（在宅の場合）
と捉えることができる．

　細胞外液補充液の効能・効果が「循環血液量および組織間液の減少時における細胞外液の補給・補正」であることを確認しておきたい．

1-4-2　3号輸液(Na$^+$濃度 38.5 mEq/L)による水分補充を考えてみる

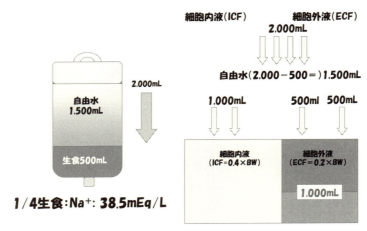

図 1-16　維持液（3号輸液）による水分補充

　3号輸液（Na$^+$濃度 38.5 mEq/L）による水分補充を考えてみる．ただし，臨床で使用されるソリタ®T-3号輸液などの3号輸液の Na$^+$ 濃度は 35 mEq/L となっている（図 1-17）．

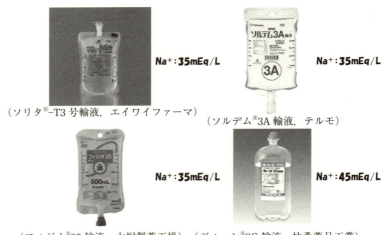

図 1-17　3号輸液（維持液）の Na$^+$ 濃度

(1) 3号輸液（維持液）2,000 mL を点滴する．
(2) 3号輸液 2,000 mL 中に含まれる Na$^+$ は 38.5×2＝77 mEq である．
(3) Na$^+$ 77 mEq は NaCl 4.5029239 g 相当である（77÷17.1）．
(4) 4.5029239 g の NaCl が生理食塩液になるためには，水 499.82455（≒500）mL が必要である（4.5029239×111）．

(5) 点滴するのは，細胞外液である循環血漿中である．
(6) 3号輸液2,000 mL中の生理食塩液相当の容量は500 mLである．
(7) 500 mLは細胞外液分画に留まる．
(8) その結果，自由水は1,500 mLである．
(9) 自由水は細胞内・細胞外液の両分画に浸透圧格差を生じさせないように分画の容量比（2：1）に準じて均等に分布する（細胞内：1,000 mL，細胞外：500 mL）．
(10) トータルで，細胞外液分画に1,000（500＋500）mL分布し，細胞内液分画に1,000 mL分布することになる．

　主たる生命活動の場である細胞内液分画に十分量の水分を補充し，全身を潤す（図1-18）．

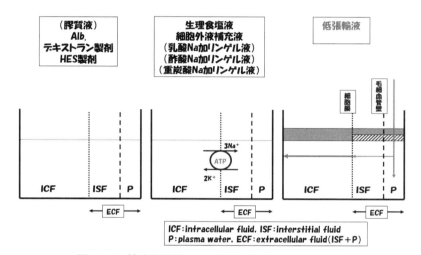

図1-18　輸液と体液区画の関係（糖加電解質維持液）
斜線：等張液，塗りつぶし：自由水

したがって，3号輸液が投与されている患者は
① 循環動態は安定している
② 急変は考えにくい
③ 再入院になるリスクは少ない（在宅の場合）
と捉えることができる．

　3号輸液の効能・効果が「経口摂取不能または不十分な場合の水分・電解質の補給・維持」であることを確認しておきたい．
　しかし，3号輸液が点滴されている以上，その患者には
④ 飲食物摂取不足の事実
⑤ 腸管機能低下の可能性
があることを忘れてはならない．④，⑤が本人の他の治療薬による影響によって生じていないか

も考える．
　1・2・4号輸液についても，同様の思考を行えば理解できる．

1-5　栄養輸液は維持液である

　中心静脈栄養療法（TPN：total parenteral nutrition）や末梢静脈栄養療法（PPN：peripheral parenteral nutrition）に用いられる輸液の基本は前項で学んだ3号輸液である．Na^+濃度に注目すると，30～51 mEq/L となっていることからも理解できる（表1-3，表1-4）．また，循環動態が安定しない，すなわち Na^+ 濃度が高値を示す細胞外液補充液が適応される病態では，栄養素が効率的に利用されないために TPN，PPN は控えられる．さらに，栄養素は主たる生命活動を行う場である細胞内液分画に届けなければ意味がなく，Na^+ 濃度が高値を示す細胞外液補充液に栄養素を溶解するのは理にかなわない．

1-6　膠質輸液について

　本章で触れた輸液以外に輸液製剤には膠質輸液がある（図1-19）．高分子のコロイド製剤であり，膠質浸透圧維持の目的で使用される（図1-6）．血管内にのみ水分が留まることを期待して投与される輸液であり，クリティカルな場面（大出血，血圧低下，腹水等）で用いられる．アルブミン1gは水約20 mLを引く膠質浸透圧を有する．図1-19のHESはhydroxyethyl starchの略である．

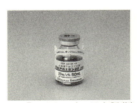
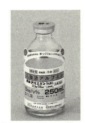

（献血アルブミン「ニチヤク」，日本製薬）　　　（献血アルブミン「ニチヤク」，日本製薬）

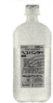

（低分子デキストランL注，大塚製薬工場）　　（ヘスパンダー®輸液，フレゼニウス カービ ジャパン）

図1-19　膠質輸液（アルブミン，デキストラン，HES）

表 1-3　TPN 製剤一覧表

製品名	会社名	容量 (mL)	Na	K	Ca	Mg	Cl	P	acetate$^-$	lactate$^-$	gluconate$^-$	SO$_4$	citrate^{3-}	Zn	ブドウ糖 g	ブドウ糖 kcal	脂肪 (g)	亜硫酸塩 (mg)	総遊離アミノ酸 (g)	総窒素 (g)	NPC/N	pH	滴定酸度 (mEq/L)
ピーエヌツイン®1号	エイワイファーマ	1,000	50						34						120	480	(−)	30	20	3.04	158	4.98	31.2
ピーエヌツイン®2号		1,100		30	8	6	50	8	40	(−)	8	6	(−)		180	720	(−)	45	30	4.56	158	5.07	32.8
ピーエヌツイン®3号		1,200	51						46					20	250.4	1,000		60	40	6.08	164	5.12	34.4
アミノトリパ®1号	大塚製薬工場	850	35	22	4	4	35	5	44	(−)	4	4	10	8	139.8[2]	560	(−)	595	25	3.92	143	5.58	22.6
アミノトリパ®2号		900		27	5	5		6	54		5	5	11	10	175.2[2]	700		630	30	4.7	149	5.53	26
ユニカリック®L	テルモ	1,000	40		6	6	55	8	10	35	6	5	(−)		125	500	(−)	480	25.03	3.89	128	4.44	43.3
ユニカリック®N		1,000		27			59		10					20	175	700			29.98	4.66	150	4.37	48.1
ネオパレン®1号	大塚製薬工場	1,000	50	22	4	4	50	5	47	(−)	(−)	4	4		120	480	(−)	15	20	3.13	153	5.69	13.6
ネオパレン®2号		1,000		27	5	5		6	53			5	12	20	175	700			30	4.7	149	5.46	24.5
フルカリック®1号	テルモ	903	50		8.5	10	49	8	11.9	(−)	8.5	(−)	(−)		120	480	(−)	108[3]	20	3.12	154	4.94	29.97
フルカリック®2号		1,003	50	30						30				20	175	700			30	4.68	150	4.96	30.01
フルカリック®3号		1,103													250	1,000			40	6.24	160	5.07	32.49
エルネオパ®1号	大塚製薬工場	1,000	50	22	4	4	50	5	41	12	8[1]	4	(−)		120	480	(−)	15	20	3.13	153	5.23	22.8
エルネオパ®2号		1,000		27	5	5		6	50	15	13[1]	5		30	175	700			30	4.7	149	5.42	25.2
ハイカリック®NC-L ＋アミゼット®B	テルモ	700 / 200	50	30	8.5	10	49	8.1	11.9	30	8.5	(−)	(−)		120	480	(−)	(−)	20	3.12	152	5.49	21.1
ハイカリック®NC-N ＋アミゼット®B		700 / 200												20	175	700			20	3.12	222	5.43	21.6
ハイカリック®NC-H ＋アミゼット®B		700 / 200													250	1,000			20	3.12	316	5.2	26.6
ミキシッド®-L	大塚製薬工場	900	35	27	8.5	5	44	150 mg	25	(−)	8.5	5	(−)		110	440	15.6	15	30	4.61	126	6.13	12.09
ミキシッド®-H		900	35	27	8.5	5	40.5	200 mg	25		8.5	5	5	10	150	600	19.8		30		170	6.16	12.51

（電解質量：mEq，P：mmol，Zn：μmol）

1) succinate$^-$

2) アミノトリパの糖質はブドウ糖：果糖：キシリトール＝4：2：1の合計量

3) 亜硫酸塩リジンとして

※ pH，滴定酸度は実測値．その他はメーカー提供資料を基に著者作成

※ ユニカリックは 2016.3 にて経過措置終了

表1-4 PPN製剤一覧表

輸液製剤名	電解質組成 (mEq/L)								糖質 %	pH	浸透圧 (mOsm/kg)	滴定酸度 (mEq/L)	比重	gluconate⁻	lactate⁻	acetate⁻	総アミノ酸量	総窒素量	亜硫酸塩 (mg/L)	V.B₁ (mg/L)
	Na⁺	K⁺	Ca²⁺	Cl⁻	Mg²⁺	PO₄²⁻	HCO₃⁻	Zn²⁺												
細胞外液	140	4	5	103	3	2	27			7.4	285	0								
細胞内液	15	150	2	1	27	100	10													
アミカリック®	30	25		50	3	3			7.5% G.	5.02	802	19.76	1.0382		40		13.75 g	2.14	500	(−)
マックアミン®	35	24		41	5	7			3% glycerin	6.80	726	7.34	1.0174			47			500	(−)
プラスアミノ®	34			35	5				7.5% G.	4.48	783	22.62	1.0378				13.57 g	2.1	500	(−)
アミノフリード®	35	20	5	35	5	10 mmol/L			7.5% G.	6.60	862	7.80	1.0410	5	20	19	15.0 g	2.35	243	(−)
ツインパル®	35	20	5	35	5	10 mmol/L		5 μmol	7.5% G.	6.68	856	7.53	1.0380	5	20		15.0 g	2.36	90	(−)
アミグランド®	35	20	5	35.2	5	10 mmol/L		4.8 μmol	7.5% G.	6.71	869	7.30	1.0340	5	20	19	15.0 g	2.35	20	2.00
ビーフリード®	35	20	5	35	5	10 mmol/L		5 μmol	7.5% G.	6.71	866	6.85	1.0360	6[1]	20	16	15.0 g	2.35	50	1.92
パレセーフ®	35	20	5	35.2	5	10 mmol/L		4.8 μmol	7.5% G.	6.81	861	5.68	1.0370	5	20	19	15.0 g	2.35	15	2.00
パレプラス®	34.2	20	5	35.2	5	10 mmol/L		4.8 μmol	7.5% G.	6.89	842	4.25	1.0376		25.4	1.2	15.0 g	2.35	15	3.81

1) citrate³⁻

※マックアミンは現在販売されていない。

※パレプラスは他に8種類の水溶性ビタミンを含有.

各種輸液剤の点滴後の分布イメージを図1-20に示した．

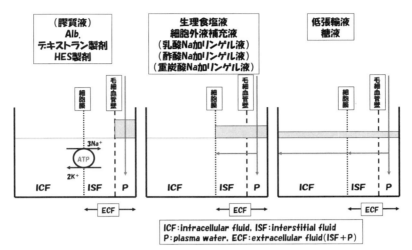

図1-20　輸液と体液区画の関係（各種輸液）　分布イメージ
アミかけ：輸液施行後の水分分布

1-7　まとめ

　ここまで学んでくると，「1-1　細胞外⇔細胞内の水の移動を理解する」で示したソリタ®T-3号輸液500 mL 2本（計1,000 mL）を点滴すると，図1-2に示したようにその水分は細胞内液分画に519 mL・細胞外液分画に481 mLが分布することが理解できる．また，フィジオ®35輸液500 mL 2本（計1,000 mL）を点滴した場合も，その水分は細胞内液分画に519 mL・細胞外液分画に481 mLが分布することも理解できる（図1-21）．これは，Na^+濃度が同一であるから当然である．このようにNa^+濃度に注目することは輸液を理解する上で必要不可欠で，かつ最重要である．

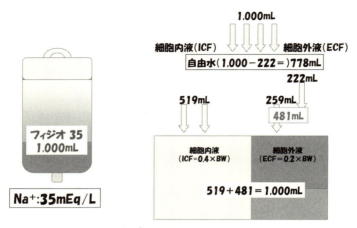

図 1-21　フィジオ®35 輸液 1,000 mL による水分補充

―Key Words―――――――――――――――――――――――――――――――――――

輸液，細胞内液，細胞外液，組織間液，血漿，溶質平衡，浸透圧，生理食塩液，5%ブドウ糖液，細胞外液補充液，1号輸液（開始液），2号輸液（脱水補給液），3号輸液（維持液），4号輸液（術後回復液），栄養輸液，中心静脈栄養法，末梢静脈栄養法，膠質輸液

第2章 輸液の処方設計

　薬剤師の輸液管理へのかかわり方には，輸液処方設計・鑑査・調製などの面からと輸液療法を始めてからのモニタリング・モニタリングに基づいた処方へのフィードバックの面からのアプローチがある．本章では前者の輸液処方設計を念頭に，その基本と手順について学んでいく．

2-1　栄養サポート

　栄養サポートチーム（NST：nutrition support team）の有無にかかわらず疾病を抱える患者には栄養サポートが必要である．なぜならば，それが行われていることが治療薬投与の前提条件であるからである．そして栄養サポートにおける薬剤師の役割は何か？が問われている．2008年に日本静脈経腸栄養学会において「NSTにおける薬剤師の活動指針」[1]が制定されたが（表2-1），それが1つの答えになるであろう．その第1項目に（1）静脈・経腸栄養療法における処方支援① 処方設計支援，と記してある．すなわち静脈栄養療法における処方支援をやってほしいと周りのメディカルスタッフから求められているのである．静脈栄養療法に用いられる輸液は医薬品である．そして，医薬品の責任者は薬剤師である．このことからも上記の内容は当然であるとも言える．よって本項ではそれを可能とするために必要になると考えられる"輸液処方設計の流れ"について解説したい．

　抽象論を述べて読者を混乱させてはいけないので，輸液処方設計についてのシナリオを通して，模擬患者の中心静脈栄養療法（TPN：total parenteral nutrition）処方設計を行いながら解説する．

　以下に記すシナリオを，図2-1のフローチャートならびにTPNは決して特別なものではなく

表2-1　NSTにおける薬剤師の活動指針（2008～）

（1）**静脈・経腸栄養療法における処方支援**
① 処方設計支援
② 病態に応じた栄養剤の選択
③ 無菌調製の実施および指導
（2）栄養療法における適正使用：6項目
（3）薬剤管理指導業務と栄養管理の連携：2項目

（室井延久，横山正（2010）静脈経腸栄養，Vol.25（6），p.1189，表1より一部抜粋）

単なる高カロリーの維持輸液である（Na$^+$濃度：50 mEq/L 前後），ということを念頭に通読していただきたい．末梢輸液では食事や飲水によるバイアスがあるため，絶飲食である TPN が最も輸液処方設計の技能習得には適していると考える．

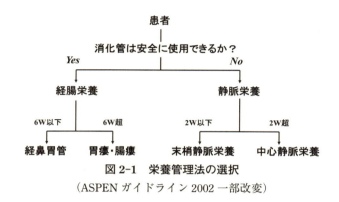

図 2-1　栄養管理法の選択
（ASPEN ガイドライン 2002 一部改変）

2-2　シナリオ

　患者：K.K.54 歳（M.）は草野球中に膝を強打し怪我をした．帰宅後すぐ，疼痛・腫脹のため当院整形外科外来を受診．切開処置が必要とのことで 100 mL ボトル入り局所麻酔薬（2%リドカイン塩酸塩・アドレナリン添加製剤）から 5 mL を抜き取り局注したところショック状態に陥り緊急入院となった．家族への聴取の結果，パラベン（安息香酸エステル類）に以前から過敏であったとのことであり，今回のショックはボトル入り局麻剤の添加剤によるものと推察された．いずれにしても血圧維持が最優先されたため，ドパミン塩酸塩（DOA：dopamine hydrochloride）の持続点滴が施行された．血液検査では軽度の白血球上昇はあるものの，肝・腎機能障害は認められなかった．DOA は交感神経刺激剤であり腸管運動を抑制し安全に腸管が使用できる状態ではないため，栄養療法に関しては患者予後が予測困難なため中心静脈カテーテル（CV カテ，ダブルルーメン※，図 2-2）を挿入し TPN を行うこととなった．当該患者の身長は 173 cm，体重は 60 kg である．

　ここで医師が中心静脈用カテーテル（CVC：central venous catheter）を挿入し，その後 X 線写真にてカテ先確認を終えスタッフステーションに戻ってくるまでに薬剤師がやることは，1. 投与熱量の算出，2. 3 大栄養素量の算出，3. 水分量の算出，4. 電解質量の調整，5. TPN 開始処方の設計である．そしてそのほとんどは計算を伴う行程である．

※　ダブルルーメン（double lumen）：TPN に用いられるカテーテルにはその投与経路数によって，シングル・ダブル・トリプルルーメンなどがある．栄養管理のみであればシングルで十分であるが，何らかの治療薬剤を投与せざるをえない場合には配合変化の回避や正確な流量の確保などを勘案しダブルやトリプルも選択される．

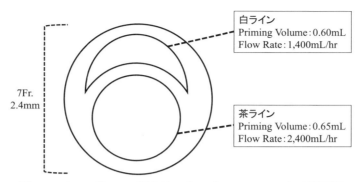

図 2-2　Allow 社 TPN 用カテーテル（double lumen）の断面図
（円形：茶ライン，三日月形：白ライン）
Fr：チューブの外径を表す単位（フレンチ）

以下に，順を追って概説していく．

2-3　処方設計における計算の流れ

2-3-1　投与熱量の算出

　Long の方法[2]（表 2-2）より $60 \times 25 = 1,500$ kcal が求められる．ここで求められる値は基礎エネルギー消費量（BEE：basal energy expenditure）であるので，これに表 2-3 に示した損傷係数（stress factor）と活動係数（activity factor）を乗じて実際に投与されるべきエネルギー必要量（TEE：total energy expenditure）を求めることになる[3]．当該患者の損傷係数を 1.1，また活動係数を 1.2 とした場合は TEE $= 1,500 \times 1.1 \times 1.2 = 1,980$ kcal と計算される（損傷係数と活動係数に関しては確実なエビデンスが存在しないため，主観的になることは現段階では否めない）[4]．なお，Long の方法とは 1919 年に提唱された Harris-Benedict の式（表 2-4）を Long らが 1979 年に改訂したものである．様々な公式が存在するが，いずれの式を用いるかは施設ごとに決められるべきである．さらに，これらによって求められた BEE および TEE はタンパク質（アミノ酸）熱量を含んでいる点に留意していただきたい．

表 2-2　エネルギー投与量の計算 (1)

【Long の方法】
BEE ＝ 25 kcal × B.W.（kg）
TEE ＝ BEE
　　　×活動係数（activity factor）
　　　×損傷係数（stress factor）
（B.W.：体重）

(Long CL., et al. (1979) *JPEN*, 3 (6), p.452-456)

表 2-3　損傷係数（stress factor）と活動係数（activity factor）の一例

損傷係数 （代謝亢進時等におけるエネルギー量の補正）		活動係数	
術後（合併症なし）	1.0		
長管骨骨折	1.1〜1.3	寝たきり（意識低下状態）	1.0
小手術	1.2		
中等度手術	1.2〜1.4	寝たきり（覚醒状態）	1.1
大手術	1.3〜1.5		
腹膜炎・敗血症	1.2〜1.4	ベッド上安静	1.2
多発外傷	1.4		
重症感染症	1.5〜1.6	ベッド外活動	1.3〜1.4
熱傷	1.2〜2.0		
飢餓	0.6〜0.9		

表 2-4　エネルギー投与量の計算（2）

【Harris-Benedict の式】
男性：
$BEE = 66.47 + 13.75 \times Wt. + 5.0 \times Ht. - 6.75 \times A.$
女性：
$BEE = 655.1 + 9.56 \times Wt. + 1.85 \times Ht. - 4.68 \times A.$

（BEE：kcal/day，Wt.：体重 kg，Ht.：身長 cm，A.：年齢 years）

2-3-2　3大栄養素量を算出する

（1）脂　質

　脂質の投与量を総熱量の20％程度とすると，当該患者では TEE（1,980 kcal）×0.2 = 396 kcal，よって約44 g である．脂質1 g は9 kcal の熱量を持つ．なお，投与スピードは0.1 g/kg/hr であるので注意が必要である．

（2）アミノ酸（タンパク質）

　タンパク質の静脈内投与はその抗原性によるショック発生の問題があるため，通常アミノ酸そのもので投与される．よって，ここではアミノ酸量＝タンパク質量と大まかに解釈する．シナリオ中の患者の入院時の血清アルブミン値を4.0 g/dL とすると低栄養の範疇には入らない（入院当日まで草野球をやっていたわけであるから，食事は通常通り摂取していたはずであり，血液濃縮のバイアスを除外できる）．NPC/N は150〜200程度とする（図2-3）．窒素1 g 由来のアミノ酸を熱源としてではなく，効率よく体タンパク・血漿タンパク合成に向かわせる場合，現在の状態を維持するためには150〜200，向上を計るには200超の NPC/N が必要とされる．腎不全・肝不全の際は BUN の上昇抑制あるいはアンモニア値上昇抑制のためにさらに高い数値設定がなされる（300〜500）場合もある．当該シナリオ患者の場合 NPC/N を200と設定し前述の事項を考え

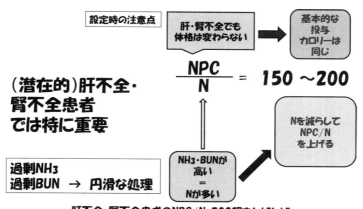

図 2-3　NPC/N の設定の考え方

併せると，$(1,980 - 4X)/Y = 200$ の式が成り立つ．ここで X は投与すべきアミノ酸量，Y は窒素量を示す．また，$X = 6.25Y$ であることから，この式を解くと投与アミノ酸量は 55 g と計算される（6.25：窒素係数，図 2-4）．また，アミノ酸 1 g は 4 kcal の熱量を持つ．一般的にアミノ酸投与量は 0.8〜1.2 g/kg/day とされる場合が多い．

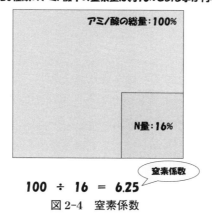

図 2-4　窒素係数

(3) 糖　質

通常ブドウ糖が用いられる．その投与量は TEE −（脂質による熱量）−（アミノ酸による熱量）であるので，当該シナリオ患者では $1,980 - (44×9) - (55×4)$ となり 1,364 kcal である．よって，ブドウ糖は 4 kcal であるので，$1,364 ÷ 4 = 341$，ブドウ糖 341 g と計算される．安定期には 5 mg/kg/min/day 以下とされる（侵襲時：4 mg/kg/min/day 以下）．

※　NPC：non-protein-calorie の略で，糖質と脂質を併せた熱量のこと．静脈栄養ではタンパク質すなわちアミノ酸は体タンパクあるいは血漿タンパクの基質として捉え熱源としては考えていない（N：nitrogen）．

2-3-3　水分量を算出する

　様々な計算式が存在するが，ここでは表 2-5 に示す Holliday-Segar 式を用いる[5]．当該シナリオ患者の体重は 60 kg であるので維持水分量は，｛(10×100)＋(10×50)＋(〔60－20〕×20)｝mL ＝2,300 mL と計算される（成人のみを考える場合は 30～35 mL/kg でも乗り切れるが小児患者の存在を考慮した場合，この式を用いるのが安全である）．また，今回熱発はないものとする．

表 2-5　維持水分量の計算方法（Holliday-Segar 式）

体重（kg）	必要水分量（mL/kg）	必要水分量（mL/day）
0～10 （最初の 10 kg）	100 mL/kg	①
11～20 （次の 10 kg）	50 mL/kg	②
21～ （以後 10 kg 毎）	20 mL/kg	③
体温 1℃ 上昇ごとに 10% 加算する．		①＋②＋③

（福山幸夫翻訳（1992）ボストン小児病院治療マニュアル第 3 版，メディカルサイエンスインターナショナル）

2-3-4　電解質量の調整

　電解質に関しては表 2-6 などを参考に投与量を設定する[6]．当該患者の場合は，入院時検査において異常値は認めておらず維持量を投与することとする（健常人が摂取しているごとく，必要量を毎日投与するのが原則である）．異常値が認められた場合にはもちろん補正が必要である．なお，電解質には Na^+ のように投与濃度で考えるべき成分と K^+ のように投与量で考えるべきものがあるので留意を要する．また，ビタミン・微量元素の処方も忘れてはならない．

表 2-6　投与水分量あたりの必要電解質維持量

Na^+	:	3 mEq/100 mL
K^+	:	2 mEq/100 mL（TPN 時は 3～4 mEq/100 mL 可）
Cl^-	:	2 mEq/100 mL
Ca^{2+}	:	0.1～0.2 mEq/100 mL
Mg^{2+}	:	0.1 mEq/100 mL
PO_4^-	:	0.1 mmol/kg

2-4　TPN 開始処方は？

　これまで考えてきた総熱量・NPC/N・3 大栄養素・水分量・電解質量を総合的に考え合わせると表 2-7 のような TPN 開始処方ができあがる。もちろん各施設によって採用医薬品は異なるので 1 つの処方例として見ていただきたい。しかしながら，その処方を分解していくと表 2-8 に示したようになり理解しやすくなると思われる。なお，既製品を組み合わせての輸液処方としているため厳密には計算値と完全には一致していないことはご容赦いただきたい。また，代謝水[※]は 13 mL/100 kcal として計算した。

表 2-7　当該患者の TPN 開始処方

① ハイカリック®NC-H（700 mL）＋アミニック®（300 mL）
　＋ビタジェクト®1 set（10 mL）
　（茶ライン：0～0°）
② 50％ブドウ糖（200 mL）＋アミニック®（300 mL）
　＋エレメンミック® キット 1 set（2 mL）＋アスパラ®K（10 mEq/10 mL）2 A
　（白ライン：0～0°）
③ 20％イントラファット®（200 mL）（末梢：6.6 hr）
④ saline（100 mL）＋Antibiotics×2（白ライン side）
⑤ ガスター®（20 mg/2 mL）1 A＋saline（20 mL）×2（白ライン side）

※　DOA は茶ライン side からの投与とするが用量設定が逐次変更になるのでその水分量は都合上無視することとする。

表 2-8　処方を分解してみるとわかりやすくなる

総水分量：1,972＋266 mL（代謝水：13 mL/100 kcal と設定）
　　　　　＝2,238 mL（計算では 2,300 mL）
グルコース：350 g（計算では 341 g）
脂質：40 g（計算では 44 g，また 40 g の投与に必要な時間は計算では 6.6 hr）
アミノ酸（タンパク質）：60 g（計算では 55 g）
NPC/N：1,800÷（60÷6.25）＝188（初期設定では 200）
Na^+：86.6 mEq（計算では 64.3）
K^+：50 mEq（計算では 43）
Cl^-：92.2 mEq
Ca^{2+}：8.5 mEq
Mg^{2+}：10.0 mEq

※　代謝水：栄養素は代謝を経てエネルギーを産生しそれとともに副産物として水と二酸化炭素も産生する。この時に生じる水分を代謝水という。各栄養素 1 g から糖質は 0.6 g，脂肪は 1.07 g，タンパク質（アミノ酸）は 0.41 g の水分を生じる。これを公式化したものに 5 mL/kg，NPC の 10％，13 mL/100 kcal，などがある。本稿では 13 mL/100 kcal を採用した。

さらに，本処方中の抗生物質は臨床検査値において白血球上昇が認められたことから，H_2-ブロッカーの投与は絶飲食によるストレス潰瘍防止の観点から処方した．

2-5 処方設計の逆が鑑査である

一方，TPN処方の鑑査はこの逆の思考をすればよいことに気づく．表2-9を参照されたい．表2-10に記載されている基準をすべてクリアしていることがわかる[6]．

表2-9　TPN処方鑑査ではこの逆の思考をすればよい

① ハイカリック®NC-H（700 mL）
　＋アミニック®（300 mL）
　＋ビタジェクト®1 set（10 mL）
　（茶ライン：0〜0°）

② 50％ブドウ糖（200 mL）
　＋アミニック®（300 mL）
　＋エレメンミック®キット 1 set（2 mL）
　＋アスパラ®K（10 mEq/10 mL）2 A
　（白ライン：0〜0°）

③ 20％イントラファット®（200 mL）
　（末梢：6.6 hr）

④ saline（100 mL）＋Antibiotics×2
　（白ライン side）

⑤ ガスター®（20 mg/2 mL）1 A＋saline（20 mL）×2
　（白ライン side）

処方鑑査内容（確認・問い合わせ内容を含む）	
ブドウ糖投与量（濃度）	350（≒345.6）g（17.4％）
NPC/N	187.5
Na⁺濃度	43.0 mEq/L
K⁺投与量（濃度）	50 mEq（24.8 mEq/L）
水分量	2,238 mL

表 2-10　輸液処方鑑査チェックリスト

項目		問い合わせ対象値	対応事項
輸液量		2,500 mL 以上	投与目的確認 （1 日に必要な平均維持水分量は 1,500〜2,000 mL 程度であるため，水分負荷の必要性を確認）
糖質		30％以上	処方内容確認（高浸透圧による血管痛や組織障害を考慮）
電解質	Na^+	100 mEq/L 以上 30 mEq/L 以下	投与目的確認（Na^+ 100 mEq/L 以上の輸液は細胞外液補充液とみなすことができる） 細胞外液補充液を維持輸液として長期にわたり投与することは問題あり． 低 Na^+ 血症を招くおそれあり．
	K^+	20 mEq/hr 以上 60 mEq/L（TPN）以上 40 mEq/L（末梢）以上	投与目的確認 （急速あるいは高濃度の K^+ 負荷を行った場合の循環器系に及ぼす影響ならびに組織刺激性を考慮）
アミノ酸	NPC/N	開始時　120 以下 維持　150 程度 BUN 上昇時　300 程度	投与目的確認 （NPC/N が低い場合の血中 NH_3 あるいは BUN 上昇の可能性）
ビタミン B_1			食事の有無チェック （あり：摂取量の確認，なし：投与依頼）
配合変化			適宜確認（用事混合もしくは投与経路変更） TPN 内のメイロン®（$NaHCO_3$）混合は不可

濃度で考えるべき成分と 1 日量で考えるべき成分を区別しよう

　濃度で考えるべき成分

　　Na^+ の投与量：濃度（mEq/L）が変わると目的が変わる（細胞外液への水分負荷量は Na^+ 濃度に依存する）

　　タンパク負荷量：アミノ酸の必要量は NPC/N バランスが大切

　投与量で考えるべき成分

　　投与エネルギー

　　K^+

　　水分量

2-6　TPN 開始処方が決まったら

　これまでの過程を経て決定した処方（表 2-7）を当該患者に適応してモニタリングを開始する．ヒトの不感蒸泄※は 15 mL/kg とされているので 1 日予測尿量を 2,238 −（15×60）＝1,338 mL と設定し in-out のモニタリングを開始する（例えば 6 時間尿量 300 mL 以下で利尿剤投与など）．その他にモニタリングすべき項目としては血糖値・血液ガス・肝機能などがある．

※　不感蒸泄：気道や皮膚から意識されずに蒸散する水分をいう．発汗は含まれない．成人は 15 mL/kg とされる（幼児・小児は成人よりも増加）．体温 1℃上昇で 15％増加する（室温は 30℃以上の環境下，1℃上昇で 15％増加）．

2-7 最後に

　これまで記してきた一連の TPN 処方設計のための計算を含む業務は院内の採用輸液を熟知している薬剤師であれば慎重に行っても 30 分以内で完了すると考えられる．つまり医師が CVC を患者に挿入し，その留置先端位置を X 線写真にて確認する作業が済むまでには当然終えられる仕事量である．最終的に薬剤師は設計した TPN 処方を医師に提案し，医師の意見も参考にしつつ微調整を行うことでより患者に適した TPN 処方ができあがるであろう．また，このように輸液処方設計に取り組むことは薬剤師の入院初日からのシームレスな薬剤管理指導業務（病棟薬剤業務）をも可能にし，さらにはチームで行う栄養療法（NST：nutrition support team）にもつながっていくと考える．

　ぜひ自分自身をシナリオ患者に仕立てて，輸液処方設計にトライしてみてほしい．

Key Words

TPN，腸管運動，投与熱量，脂質，アミノ酸，糖質，水分量，電解質量，Long の方法，損傷係数，活動係数，Harris-Benedict の式，基礎エネルギー消費量，エネルギー必要量，NPC/N，Holliday-Segar 式，代謝水，不感蒸泄，NST

参考文献
1) 室井延之，横山正（2010）静脈経腸栄養，Vol. 25(6)，p.1187-1191
2) Long. CL, *et al.*（1979）*JPEN*, 3(6)，p.452-456
3) 日本静脈経腸栄養学会（2000）コメディカルのための静脈・経腸栄養ガイドライン，南江堂
4) 雨海照祥，毛利健（2004）医学のあゆみ，209(5)，p.273-278
5) 福山幸夫翻訳（1992）ボストン小児病院治療マニュアル第 3 版，メディカルサイエンスインターナショナル
6) 鍋島俊隆監修（2005）症例から学ぶ輸液療法－基礎と臨床応用－　第 2 版，じほう

第3章 5大栄養素

　第2章で「輸液の処方設計」を学んだシナリオの症例は基本的に臓器機能障害のない前提であった．しかし，臨床では何らかの臓器機能障害を持っている患者がほとんどである．その場合には様々な製剤からその患者に適したものを選択しなければならない．また，そのためにはその製剤が含有する栄養素組成の意味合いを知っていることが必要になる．本章ではその理解を深めるために学習していく．

3-1 脂 質

3-1-1 脂質の投与意義

　必須脂肪酸欠乏症・肝機能障害・脂肪肝予防のため，またエネルギー密度の高い熱源として有用であるため投与される．さらには，慢性閉塞性肺疾患（COPD：chronic obstructive pulmonary disease）などの呼吸器疾患患者への投与も呼吸商の観点から有用性が認められている．

　1）必須脂肪酸欠乏症

　リノール酸およびαリノレン酸は必須脂肪酸であり，細胞膜構成成分およびエイコサノイドの基質として働く（図3-1，図3-2）．

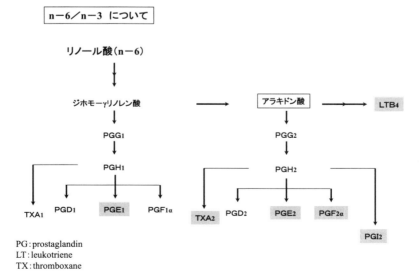

図 3-1　必須脂肪酸と生理活性物質の産生（1）
　n-6系の必須脂肪酸は生理（炎症）活性の高いエイコサノイドを産生する．

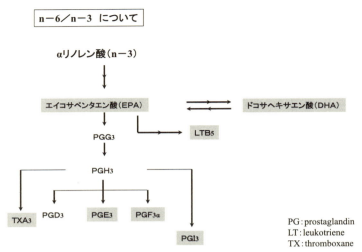

図 3-2 必須脂肪酸と生理活性物質の産生 (2)

n-3系の必須脂肪酸は生理（炎症）活性の低い（アラキドン酸カスケードを相対的に抑制する）エイコサノイドを産生する．

2) 肝機能障害

ブドウ糖の過剰投与による糖毒性（glucose toxicity）が生じ肝実質傷害を生じる場合がある．検査値の特徴としてALT＞AST（通常はAST＞ALT）を示す．肝実質細胞中の酵素量はASTが多いが，門脈付近の実質にはALT優位で分布しているためこのような結果を示す．

3) 脂肪肝

無脂肪の栄養療法で1日消費エネルギー量（TEE：total energy expenditure）を満たそうとす

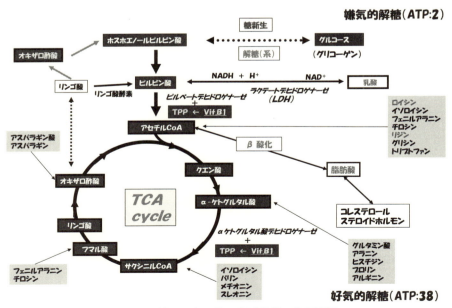

図 3-3 糖・アミノ酸・脂肪代謝の相互関係

ると，どうしてもグルコース過剰となる．そのため 5 mg/kg/min/day を超えるグルコースは利用されず脂肪として肝臓に蓄積される（アセチル CoA から β 酸化を経由する経路）ため脂肪肝を生じる結果となる（図 3-3）．

4）熱源

脂肪は 1 g＝9 kcal とエネルギー密度の高い熱源であるため，水分制限を必要とする患者に利用価値が高い．また，呼吸商が 0.7 と他の栄養素よりも小さいため（グルコース：1.0，アミノ酸：0.8），代謝時の二酸化炭素生成量が相対的に少なく COPD などの患者への有用性がある（表 3-1）．

表 3-1　呼吸商の概念

呼吸商（RQ）：V_{CO_2}/V_{O_2}	
	つまり，
グルコースの代謝	呼吸商：1　すべて糖質が燃焼している
$C_6H_{12}O_6 + 6H_2O + 6O_2$	呼吸商：0.7　すべて脂質が燃焼している
$\rightarrow 6CO_2 + 12H_2O$（6/6＝1）	呼吸商：0.85　糖質と脂質が燃焼している
脂肪酸（パルミチン酸）の代謝	参考
$C_{16}H_{32}O_2 + 23O_2$	（呼吸商：0.8　タンパク質が燃焼している）
$\rightarrow 16CO_2 + 16H_2O$（16/23≒0.7）	

3-1-2　脂質の投与量

熱源投与を目的とする場合：静脈栄養では，1 日 1.0 g/kg 以上の投与は避ける．体重 60 kg であれば 60 g/day であり 20％脂肪乳剤 100 mL 3 本（600 kcal）相当である．また，活動係数 1.2，損傷係数 1.1 とした場合の TEE：1,980 kcal（Long の方法で求めた場合）の約 30％相当に当たる．わが国では中心静脈栄養療法（TPN：total parenteral nutrition）施行時には TEE の 10～20％程度が推奨されている．

必須脂肪酸欠乏症を目的とする場合：TEE の 1～4％をリノール酸として，また 0.2～0.3％を α リノレン酸として投与すると必須脂肪酸欠乏症は予防できる．わが国の脂肪乳剤はその 60％がリノール酸と α リノレン酸で構成されているので，換算すると 20％脂肪乳剤 100～250 mL を週 2 回投与すれば予防できる．

3-1-3　脂質の投与速度

0.1 g/kg/h 以下の速度で投与する．脂肪乳剤が有効に利用されるためには，リポプロテインリパーゼ（LPL：lipoprotein lipase）によって脂肪酸に加水分解される必要がある．この LPL は血中の高比重リポタンパク（HDL：high density lipoprotein）に含有されているが，その酵素量が律速となっており上記の速度で世界的なコンセンサスが得られている（図 3-4）．20％脂肪乳剤 100 mL を体重 60 kg の患者へ投与する場合は，20/0.1×60≒3.3（h）と計算される．

スリーインワンバッグ製剤（ミキシッド®）は様々な使用に関しての制限はあるが，投与速度の面からは極めて有用な TPN 製剤である．

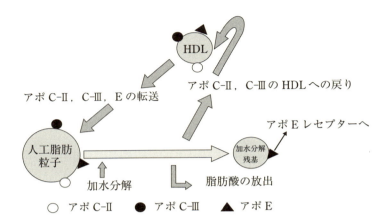

人工脂肪粒子は図中で HDL よりアポ蛋白 C-II，C-III と E の転送を受けて，血管内で加水分解を受ける．アポ蛋白 C-II，C-III は HDL に戻り，E は加水分解残基に残り，肝細胞の E レセプターに認識される．

図 3-4　人工脂肪粒子の代謝とリポ蛋白化
（入山圭二（2009）外科と代謝・栄養，43, p.89-93 より改変）

3-1-4　脂質の投与方法

1. スリーインワンバッグ製剤（ミキシッド®）

　ミセル化した微小脂肪粒子が安定した状態で糖電解質液およびアミノ酸液とともに投与できるよう製剤化されたものであり，TPN 用マルチビタミンと微量元素製剤のみを混合して投与する．これら以外の薬剤を混合することは上記の製剤学的工夫を壊す行為（脂肪粒子の粗大化）であり，行ってはならない．

2. 10％，20％脂肪乳剤

　原則，単独投与である．末梢ラインが確保できれば末梢からの投与が望ましい（浸透圧比：1）．末梢ラインが確保できない場合には TPN ラインの側管からの投与も可能である．ただし，その場合は脂肪乳剤投与に用いた TPN 輸液ラインも 24 時間以内に交換となる．本法の注意点は短時間・少容量ではあるがミセル化された脂肪粒子と TPN 輸液中の電解質が接触することである．本法は脂肪粒子の粗大化が生じないのではなく，米国薬局方（USP：United States Pharmacopeia）基準値を超える脂肪粒子（粒子径 5 μm）が基準内（全脂肪体積の 0.05％未満）に収まったということであり，その実施については各施設内で十分にコンセンサスを得る必要がある．また，実施する場合も投与前後には充分量の生理食塩液でのフラッシュ*を行う．さらに，脂肪乳剤と他剤の混合は細菌汚染や配合変化発生時に輸液内部を目視できない等，リスクマネジメントの観点からも行ってはならない．

3-1-5　わが国の静注用脂肪乳剤

　イントラリポス®輸液10％250 mL，20％50，100，250 mLが使用可能である．またTPNキット製剤としてミキシッド®L，H輸液900 mLがある．それぞれの脂質含有量は20％製剤に換算してLが75 mL，Hが100 mL相当である（表3-2）．

　海外では中鎖脂肪酸（MCT：middle chained triglyceride），オリーブオイル，魚油を用いた製品が多用されているが，わが国では未だ使用できない状況である．

3-1-6　適応する際の留意事項

1. 血清トリグリセリド

　脂質の投与量と脂肪乳剤の投与速度については前述したとおりであるが，高齢者の場合は代謝性合併症である高トリグリセリド血症に留意する．これを見逃した場合，膵炎や肺機能障害を惹起するリスクが高まるので，一般成人でいわれる300〜400 mg/dLよりも低いレベルで維持できるようモニターする方がよい．

2. 投与量・投与割合

　必須脂肪酸欠乏症は見逃されやすいが，2週間程度投与を怠ると容易に発症する．必須脂肪酸は細胞膜やミトコンドリア膜の構成成分でもあることから，高齢者ではその皮膚症状である魚鱗癬様変化や皮疹・脱毛が好発する．そのためエネルギー密度が高いこともあり，最初から連日投与を求めがちであるが，静脈栄養法を施行される高齢者は（腸管を使用していないため）潜在的な易感染性宿主（compromised host）である．よって，網内系免疫能を低下させないためにも20％脂肪乳剤100 mLの週2回投与から開始する方法もある．

＊フラッシュ：輸液ラインの側管から他の注射剤を投与した場合，その時点では体内に注入されずライン内（点滴チューブ）に残存する液量が存在することとなる．これらを確実に体内に注入するために生理食塩液等を用いて押し流す手技をいう．

表 3-2 汎用 TPN 製剤一覧

製品名	会社名	容量 (mL)	電解質量 (mEq, P：mmol, Zn：μmol) Na	K	Ca	Mg	Cl	P	acetate⁻	lactate⁻	gluconate⁻	SO₄	citrate³⁻	Zn	ブドウ糖 g	ブドウ糖 kcal	脂肪 (g)	総遊離アミノ酸 (g)	総窒素 (g)	NPC/N	pH	滴定酸度 (mEq/L)
ビーエスツイン®1号	エイワイファーマ	1,000	50						34						120	480		20	3.04	158	4.98	31.2
ビーエスツイン®2号		1,100		30	8	6	50	8	40	(−)	8	6	(−)	20	180	720	(−)	30	4.56	158	5.07	32.8
ビーエスツイン®3号		1,200	51						46						250.4[2]	1,000		40	6.08	164	5.12	34.4
アミノトリパ®1号	大塚製薬工場	850	35	22	4	4	35	5	44	(−)	4	4	10	8	139.8[2]	560	(−)	25	3.92	143	5.58	22.6
アミノトリパ®2号		900		27	5	5		6	54		5	5	11	10	175.2[2]	700		30	4.7	149	5.53	26
ユニカリック®L	テルモ	1,000	40	27	6	6	55	8	10	35	6	5	(−)	20	125	500		25.03	3.89	128	4.44	43.3
ユニカリック®N			27				59		10						175	700		29.98	4.66	150	4.37	48.1
ネオパレン®1号	大塚製薬工場	1,000		22	4	4	50	5	47	(−)	(−)	4	4	20	120	480		20	3.13	153	5.69	13.6
ネオパレン®2号			50	27	5	5	50	6	53		5	5	12		175	700		30	4.7	149	5.46	24.5
フルカリック®1号	テルモ	903		30	8.5	10	49	8	11.9	30	8.5	8	(−)	20	120	480		20	3.12	154	4.94	29.97
フルカリック®2号		1,003	50												175	700		30	4.68	150	4.96	30.01
フルカリック®3号		1,103													250	1,000		40	6.24	160	5.07	32.49
エルネオパ®1号	大塚製薬工場	1,000		22	4	4	50	5	41	12	8[1]	4	(−)	30	120	480		20	3.13	153	5.23	22.8
エルネオパ®2号			50	27	5	5	50	6	50	15	13[1]	5			175	700		30	4.7	149	5.42	25.2
ハイカリック®NC-L＋アミゼット®B	テルモ	700 / 200													120	480		20	3.12	152	5.49	21.1
ハイカリック®NC-N＋アミゼット®B	テルモ	700 / 200	50	30	8.5	10	49	8.1	11.9	30	8.5	5	(−)	20	175	700		20	3.12	222	5.43	21.6
ハイカリック®NC-H＋アミゼット®B	テルモ	700 / 200													250	1,000		20	3.12	316	5.2	26.6
ミキシッド®L	大塚製薬工場	900	35	27	8.5	5	44	150 mg	25	(−)	8.5	5	(−)	10	110	440	15.3	30	4.61	126	6.13	12.09
ミキシッド®H		900					40.5	200 mg							150	600	19.8	30	4.61	170	6.16	12.51

1) succinate⁻

2) アミノトリパ®の糖質はブドウ糖：果糖：キシリトール＝4：2：1の合計量

※ pH、滴定酸度は実測値。その他はメーカー提供資料を基に著者作成

※ ユニカリック®は2016.3.にて経過措置終了

第3章　5大栄養素　*37*

3-2　アミノ酸

3-2-1　アミノ酸の投与意義

　通例，アミノ酸はエネルギー源としてではなく，筋タンパク・血漿タンパク合成のための基質として投与される．具体的には骨格筋・平滑筋・アルブミン・グロブリン等を体内で合成するためである．

3-2-2　アミノ酸の投与量

　通例，間接熱量測定で求められたエネルギー消費量を基に算定された必要量28〜30 kcal/kg/day の投与で窒素平衡が0になる点が至適投与量とされ，0.8〜1.0 g/kg である．具体的には，NPC/N（non-protein calorie/N_2）を考慮して決定していくのがよい．概算値ではあるが，NPC/N ≒150 程度で窒素平衡が0となる．

3-2-3　アミノ酸の投与速度

　10 g/h 以下の投与速度が望ましい．ただし，TPN として投与される場合は当然これよりも遅い速度で投与されることとなり，末梢静脈栄養療法（PPN：peripheral parenteral nutrition）で投与される場合もその含有量が 15 g/500 mL 以下であり 500 mL/2 h を目途に投与されるのでこれも速度的には問題とならない．

3-2-4　アミノ酸の投与方法

　低濃度アミノ酸製剤である PPN 製剤（表3-3）は末梢からの投与が可能であるが，高濃度アミノ酸製剤（表3-4）は通常中心静脈から高カロリー輸液基本液と混合して投与される．高濃度アミノ酸輸液製剤を末梢から投与できなくはないが（適応症としては認められている），結果として ATP を消費する糖新生経路を経て燃焼するため効率が悪い（図3-5）．やはり，アミノ酸は熱源としての優先順位は低い．

3-2-5　わが国のアミノ酸輸液製剤と適応する際の留意事項

（1）アミノ酸組成の違いから，その使い方と選び方を考える

　中心静脈栄養製剤として用いられる輸液製剤を表3-3に示した．それらには濃度の違いの他にも処方構成の相違があるため，それらを理解した上で処方に組み入れることが重要である．

　1）Vuj-N 処方

　11 種のアミノ酸（8種の L 型アミノ酸とヒスチジン・アルギニン・グリシン）から成っており，1946 年に Howe らがそれまでラセミ体であったものをすべて L 型の天然アミノ酸に置換し嘔吐などの副作用を軽減させた処方である．わが国ではモリアミン®S で採用されている．

表 3-3　PPN 輸液製剤一覧表

| 輸液製剤名 | 電解質組成 （mEq/L） | | | | | | | | 糖質 | pH | 浸透圧 | 滴定酸度 | 比重 |
	Na$^+$	K$^+$	Ca^{2+}	Cl$^-$	Mg^{2+}	PO$_4^{2-}$	HCO$_3^-$	Zn^{2+}	%		(mOsm/kg)	(mEq/L)	
細胞外液	140	4	5	103	3	2	27			7.4	285	0	
細胞内液	15	150	2	1	27	100		10					
アミカリック®	30	25		50	3	3			7.5% G.	5.02	802	19.76	1.0382
マックアミン®	35	24		41	5	7			3% Glycerin	6.80	726	7.34	1.0174
プラスアミノ®	34			35					7.5% G.	4.48	783	22.62	1.0378
アミノフリード®	35	20	5	35	5	10 mmol/L			7.5% G.	6.60	862	7.80	1.0410
ツインパル®	35	20	5	35	5	10 mmol/L		5 μmol	7.5% G.	6.68	856	7.53	1.0380
アミグランド®	35	20	5	35.2	5	10 mmol/L		4.8 μmol	7.5% G.	6.71	869	7.30	1.0340
ビーフリード®	35	20	5	35	5	10 mmol/L		5 μmol	7.5% G.	6.71	866	6.85	1.0360
パレセーフ®	35	20	5	35.2	5	10 mmol/L		4.8 μmol	7.5% G.	6.81	861	5.68	1.0370
パレプラス®	34.2	20	5	35.2	5	10 mmol/L		4.8 μmol	7.5% G.	6.89	842	4.25	1.0376

	gluconate$^-$	lactate$^-$	acetate$^-$	総アミノ酸量	総窒素量	亜硫酸塩 (mg/L)	V.B$_1$ （mg/L）
アミカリック®		40		13.75 g	2.14	500	（−）
マックアミン®			47			500	（−）
プラスアミノ®				13.57 g	2.1	500	（−）
アミノフリード®	5	20	19	15.0 g	2.35	243	（−）
ツインパル®	5	20		15.0 g	2.36	90	（−）
アミグランド®	5	20	19	15.0 g	2.35	45	2.00
ビーフリード®	6[1]	20	16	15.0 g	2.35	50	1.92
パレセーフ®	5	20	19	15.0 g	2.35	90	2.00
パレプラス®		25.4	1.2	15.0 g	2.35	15	3.81

1) citrate^{3-}
※マックアミンは現在販売されていない.
※パレプラスは他に 8 種類の水溶性ビタミンを含有.
※ pH，浸透圧，滴定酸度，比重は実測値．その他はメーカー提供資料を基に著者作成

2）FAO/WHO 基準に準じた製剤

　国連食糧農業機関（FAO：Food and Agriculture Organization）と世界保健機関（WHO：World Health Organization）が合同で 1965 年に見直した基準に準じた製剤である．トリプトファン・メチオニン・リジンの配合比を減少させて，それに伴い E/N 比（必須アミノ酸/非必須アミノ酸）が 1 前後に集約された．この基準は 1973 年に再度改訂されている．わが国ではモリプロン®F で採用されている．

表3-4 中心静脈栄養療法用アミノ酸輸液製剤一覧表

製品名	モリアミン®S	プロテアミン®12	モリプロン®F	アミパレン®	アミゼット®B	アミニック®	キドミン®	ネオアミユー®	アミノレバン®	ヒカリレバン®	テルフィス®	モリヘパミン®	プレアミン®-P
メーカー	エイワイファーマ	テルモ	エイワイファーマ	大塚製薬工場	テルモ	エイワイファーマ	大塚製薬工場	エイワイファーマ	大塚製薬工場	光製薬	扶桑薬品工業	エイワイファーマ	扶桑薬品工業
基準組成	Vuj-N	人乳	FAO/WHO	TEO	TEO	TEO	腎不全用	腎不全用	肝不全用	肝不全用	肝不全用	肝不全用	小児用
アミノ酸濃度	10%	12%	10%	10%	10%	10%	7.21%	5.90%	7.99%	7.99%	7.99%	7.97%	7.60%
L-イソロイシン	550	597	560	800	850	910	900	750	900	900	900	920	800
L-ロイシン	1,230	1,138	1,250	1,400	1,350	1,290	1,400	1,000	1,100	1,100	1,100	945	1,600
L-リジン・塩酸塩	2,230	980											
L-リジン・酢酸塩			1,240	1,480		1,000	710	700	760	760	760		677
L-リジン・リンゴ酸塩					1,216							395	
L-メチオニン	710	433	350	390	390	440	300	500	100	100	100	44	150
L-フェニルアラニン	870	974	935	700	770	700	500	500	100	100	100	30	250
L-トレオニン	540	504	650	570	480	750	350	250	450	450	450	214	240
L-トリプトファン	180	187	130	200	160	130	250	250	70	70	70	70	120
L-バリン	610	690	450	800	900	1,400	1,000	750	840	840	840	890	600
(遊離・必須アミノ酸(E)計	6,475	5,307	5,205	5,700	5,910	6,330	5,205	4,500	4,170	4,170	4,170	3,393	4,437
L-アルギニン		1,488	790	1,050	1,110	900	450	300	730	730	730	1,537	1,000
L-アルギニン・塩酸塩	800												
L-ヒスチジン			600	500	470	500	350	250	320	320	320	310	250
L-ヒスチジン・塩酸塩	400	706											
グリシン	1,000	1,568	1,070	590	550	700		150	900	900	900	540	200
L-アラニン		821	620	800	860	710		300	750	750	750	840	520
L-アスパラギン酸		202	380	100	50	100		25				20	80
L-システイン													
L-シスチン・塩酸塩				100	100		100	100					
L-グルタミン酸		23	100			35							150
L-プロリン		102	330	500	640	500	300	200	800	800	800	530	400
L-セリン		1,063	220	300	420	170	300	200	500	500	500	260	400
L-チロシン		467	35	50	50	40	50	50	40	40	40	40	60
タウリン		57											20
(遊離・非必須アミノ酸(N)計	1,957	6,055	4,795	4,090	4,300	3,705	2,000	1,400	3,820	3,820	3,820	4,077	3,160
遊離アミノ酸総量	8,432	11,362	10,000	10,000	10,000	10,035	7,205	5,900	7,990	7,990	7,990	7,470	7,597
総窒素量	1,320	1,815	1,520	1,570	1,560	1,520	1,000	810	1,220	1,220	1,220	1,318	1,216
E/N	3.31	0.88	1.09	1.44	1.33	1.71	2.6	3.21	1.09	1.09	1.09	0.83	1.4
分岐鎖アミノ酸 (W/V%)	28.3	21.3	22.6	30	31	35.9	45.8	42.4	35.5	35.5	35.5	36.9	39
亜硫酸塩 (mg)	50	40	50	10		30		20	30	30	30	25	30
Na$^+$ (mEq/100 mL)	1.8	15	0.15	0.22		0.3	0.2	0.2	1.4	1.4	1.4	0.3	0.3
Cl$^-$ (mEq/100 mL)	18.2	15							9.4	9.4	9.4		
Acetate$^-$ (mEq/100 mL)			6	12	8		4.5	4.7				10	8
滴定酸度 (mEq/L)	22.74	26.76	37.95	8.45	18.53	7.15	14.05	6.44	25.19	28.81	23.3	3.88	25.1

※ 滴定酸度は実測値. その他はメーカー提供資料を基に著者作成

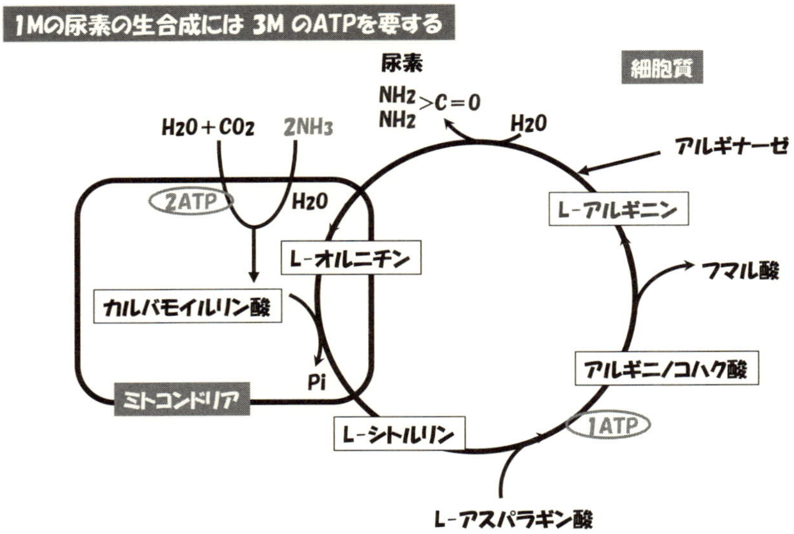

1Mの尿素の生合成には 3M のATPを要する

図3-5　尿素サイクル：アンモニア処理には高エネルギー（NPC）が必要
肝性脳症の発生機序（1）：アンモニア説（アルギニン投与の必要性）

3）人乳組成に準じた製剤

アミノ酸輸液の基準処方が単一のアミノ酸ごとに計算され，その不自然さが指摘されたことから全必須アミノ酸量中の各アミノ酸の重量比率（A/E：アミノ酸 / 必須アミノ酸）にて検討する概念が提唱された．その際に用いる比較基準アミノ酸パターン（reference amino acid pattern）を全卵あるいは人乳タンパク質に求めたものである．わが国ではプロテアミン®12 で採用されている．

4）TEO 基準に準じた製剤

至適 E/N 比・分岐鎖アミノ酸（BCAA：branched-chain amino acid）配合比・非必須アミノ酸配合比をわが国のアミノ酸輸液検討会において再検討し，1976 年に発表された基準である．アラニンの増量，フェニルアラニン・グルタミン・アスパラギン酸・グリシンの減量が行われ，侵襲期（術後早期等）において優れているとされる．わが国ではアミゼット®B・アミパレン®・アミニック® で採用されている．

5）腎不全用製剤

腎不全患者においてはタンパク質の最終代謝産物である血中尿素窒素（BUN：blood urea nitrogen）の排泄が障害されるため，アミノ酸の負荷絶対量には当然制限が加わる．また，必須アミノ酸を十分な NPC とともに投与すると BUN から非必須アミノ酸が合成されることが知られている．さらに 1.0～1.5 g の窒素投与量に対して 2,000～3,000 kcal の NPC を投与すると BUN の低下・窒素平衡の改善があるとの報告もあり，アミノ酸含有率を総合アミノ酸製剤の 10～12％よりも抑えた 7.205％製剤のキドミン® と 5.9％製剤のネオアミユー® が臨床に供されている．ただし，両剤ともに保存期腎不全が高尿素窒素血症を回避するために用いられる製剤であり，栄養療法自体を考えた場合にはアミノ酸投与量が絶対量として過少となることと，含有アミノ酸の

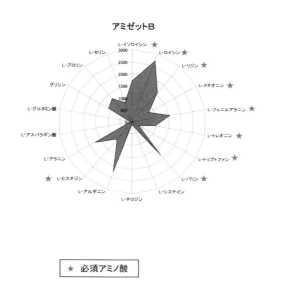
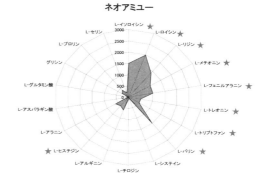
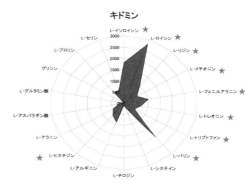

図3-6 総合アミノ酸製剤と腎不全用アミノ酸製剤のアミノグラム

バランスが不自然なことから漫然と用いるべき製剤ではない（図3-6）．高尿素窒素血症が回避できた場合や透析に移行した場合は，当然10〜12％総合アミノ酸製剤に変更しTPNを行う．透析1回で約10g余のアミノ酸が失われる事実を忘れてはならない．決して，腎機能が悪いから"キドミン・ネオアミユー"などと短絡的な選択をしてはならない．

6）肝不全用製剤

肝性脳症を伴うような肝不全時には肝代謝が主である含硫アミノ酸や芳香族アミノ酸（AAA：aromatic amino acid）の血中濃度が上昇し，筋肉代謝が主であるBCAAの血中濃度は低下する．血液脳関門における通過競合においてもそれは当てはまり，通常ではあり得ないレベルで脳内への多量のAAA（フェニルアラニン・チロシン・トリプトファン・メチオニン）の脳内侵入を許すこととなる（図3-7）．これによりドパミンやノルエピネフリンなどの神経伝達物質の合成が抑制される．一方，オクトパミン・セロトニン・フェニルエチラミンなどの偽性神経伝達物質（FNS：false neurotransmitter）が産生されアンモニア血中濃度上昇と相俟って脳症が発現する（図3-5）．以上をふまえてFischerはBCAA含量を増加させ含硫および芳香族アミノ酸を減量させた，いわゆるFischer比（BCAA/AAA）の高い処方を考案し肝性脳症の改善に成功した．わが国のアミノレバン®はこのFischer処方そのものである（Fischer比：37.1）．

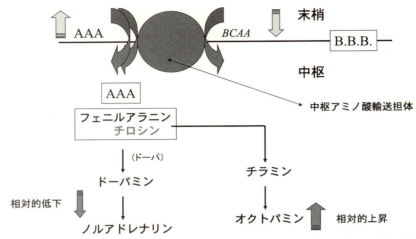

図3-7 肝性脳症の発生機序（2）：オクトパミン説（偽性伝達物質の過剰産生）

　モリヘパミン®はさらにアルギニンの増量・フェニルアラニンの減量を行った製剤である（Fischer比：54.1）．栄養療法自体を考えた場合にはアミノ酸投与量が絶対量として過少となることと，含有アミノ酸のバランスが不自然なことから漫然と用いるべき製剤ではない（図3-8）．すなわち，脳症が改善したら，当然10〜12％総合アミノ酸製剤に変更しTPNを行う．決して，

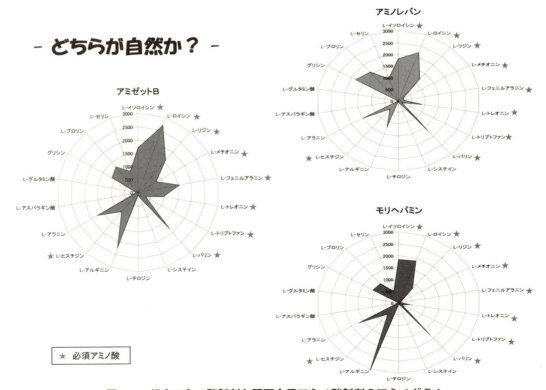

図3-8 総合アミノ酸製剤と肝不全用アミノ酸製剤のアミノグラム

第3章 5大栄養素 **43**

表3-5 キット製剤に組み込まれているアミノ酸輸液製剤

製品名	会社名	容量(mL)	電解質量(mEq):容量あたり			アミノ酸濃度(%)	総遊離アミノ酸量(g)	総窒素量(g)
			Na	Cl	acetate⁻			
モリアミン®S	エイワイファーマ	200	3.6	36.4	(−)	10	16.864	2.62
プロテアミン®12	テルモ	200	30	30	(−)	12	22.724	3.63
モリプロン®F	エイワイファーマ	200	0.3	(−)	12	10	20	3.04
アミゼット®B	テルモ	200	(−)	(−)	(−)	10	20	3.12
アミパレン®	大塚製薬工場	200	0.4	(−)	24	10	20	3.13
アミニック®	エイワイファーマ	200	0.58	(−)	16	10	20.07	3.04
ネオアミユー®	エイワイファーマ	200	0.4	(−)	9.4	5.9	11.8	1.62
キドミン®	大塚製薬工場	200	0.4	(−)	9	7.2	14.41	2
アミノレバン®	大塚製薬工場	200						
ヒカリレバン	光製薬	200	3	19	(−)	8	15.98	2.44
テルフィス®	テルモ	200						
モリヘパミン®	エイワイファーマ	200	0.6	(−)	20	7.5	14.94	2.636
プレアミン®-P	扶桑薬品工業	200	0.6	(−)	16	7.6	15.2	2.35

製品名	処方型	pH	滴定酸度(mEq/L)	キット製剤への組み合わせ
モリアミン®S	Vuj-N	5.95	22.74	
プロテアミン®12	人乳組成	6.28	26.76	
モリプロン®F	FAO/WHO	5.98	37.95	ピーエヌツイン®
アミゼット®B	TEO	7.01	18.53	フルカリック®・ユニカリック®
アミパレン®	TEO	7.03	8.45	アミノトリパ®・ネオパレン®・エルネオパ®
アミニック®	TEO	6.48	7.15	
ネオアミユー®	腎不全	6.83	6.44	
キドミン®		6.71	14.05	
アミノレバン®	肝不全	5.78	25.19	
ヒカリレバン		5.61	28.81	
テルフィス®		5.97	23.3	
モリヘパミン®	肝不全	7.09	3.88	
プレアミン®-P	小児用	6.48	25.1	

アミパレン®:他に300, 400 mL 製剤あり
キドミン®:他に300 mL 製剤あり
アミノレバン®・ヒカリレバン・テルフィス®:他に500 mL 製剤あり
モリヘパミン®:他に300,500 mL 製剤あり
※ pH, 滴定酸度は実測値. その他はメーカー提供資料を基に著者作成
※ ユニカリックは2016.3.にて経過措置終了

肝機能が悪いから "アミノレバン・モリヘパミン" などと短絡的な選択をしてはならない. 両剤の適応症が「慢性肝障害時の脳症の改善」のみであることを忘れてはいけない. なお, アミノレバン®には表3-4, 表3-5に示すごとく, 後発品としてヒカリレバンとテルフィス®が上市されている.

7) 小児用総合アミノ酸製剤

小児のアミノ酸輸液製剤を考える上では, 以下の事項が重要である.

・ヒスチジン・アルギニン・システイン・チロシンが必須アミノ酸扱いになる (肝機能が未熟

な新生児・未熟児では転移反応に限界があるため).

・グリシンの利用率が低い.

・アスパラギン酸大量投与による視床下部神経細胞の変性を生じる危険性がある.

・タウリンの必要性(母乳中には高濃度に含まれている).

したがって,BCAA 含有率を 39% と上昇させチロシン・システイン含量を増加させフェニルアラニン・メチオニン・アスパラギン酸・グルタミン酸・グリシンを減量し,さらにタウリンを含有させたプレアミン®-P が上市されている(表3-4, 表3-5).

なお,キット製剤に組み込まれているアミノ酸輸液製剤は表3-5のごとくであり,次項に記す特徴を把握した上で用いることが肝要である.

3-3 糖　質

3-3-1　糖質の投与意義

解糖系,TCA サイクルを介して ATP を得る最大のエネルギー基質である(図3-3).また,エネルギー基質の中で,脳と赤血球が利用できるのは「ブドウ糖」のみである.よって糖質≒ブドウ糖と考えてよい.また,糖質は飢餓時に備えて過量に摂取したブドウ糖を脂質として蓄えることも可能である.その投与量は脂質とアミノ酸量が決定してから,その患者に適した NPC/N を考慮して最後に決定するのが安全である.

3-3-2　エネルギー基質の違いから,その使い方と選び方を考える

TPN 製剤のエネルギー基質は糖質と脂質である.前述のごとく,アミノ酸は含めない.それはアミノ酸はあくまでも筋タンパク・血漿タンパクを合成するための基質であるとの考えからである.

表3-2, 表3-6 に示したごとく,糖質はアミノトリパ® とトリパレン® 以外はすべてグルコースが用いられている.患者が糖尿病であっても,インスリンを適宜併用しながらグルコースを用いる.なぜならば,脳細胞と赤血球が利用できるエネルギー基質がグルコースのみであるからである.アミノトリパ® とトリパレン® に採用されている GFX 処方(グルコース:フルクトース:キシリトール=4:2:1)は,開発当初は TPN 施行時の高血糖防止に有用とされていたが,現在ではフルクトースとキシリトールは一般臨床では随時モニターすることができないため,その評価については不明である(表3-6).また,唯一脂肪を含有する TPN キット製剤としてミキシッド® がある.脂肪乳剤の投与速度(0.1 g/kg/h)の遵守や 3 大栄養素のバランスの面からは評価すべき製剤であるが,他剤混合が頻繁に行われるわが国の臨床では配合変化の確認ができないこと・インラインフィルターを装着できないこと・在宅医療に適応がないこと等の理由から使用は敬遠されがちである.

表 3-6　TPN 用基本液一覧表

製品名	会社名	容量 (mL)	Na	K	Ca	Mg	Cl	P	acetate$^-$	lactate$^-$	gluconate$^-$
ハイカリック®1号	テルモ	700	(−)	30	8.5	10	(−)	150	25	(−)	8.5
ハイカリック®2号								150	25		
ハイカリック®3号								250	22		
トリパレン®1号	大塚製薬工場	600	3	27	5	5	9	5	6	(−)	5
トリパレン®2号			35				44	6	(−)		
リハビックス®K1号	エイワイファーマ	500	5	10	4	1	(−)	155	1	9	(−)
リハビックス®K2号			(−)	15	7.5	2.5		310	2.5	2.5	
ハイカリック®NC-L	テルモ	700	50	30	8.5	10	49	8	11.9	30	8.5
ハイカリック®NC-N											
ハイカリック®NC-H											
カロナリー®-L	扶桑薬品工業	700	50	30	8.5	10	49	8	11.9	30	8.5
カロナリー®-M											
カロナリー®-H											
ハイカリック®RF[2]	テルモ	500	25	(−)	3	3	15	(−)	(−)	15	3

製品名	SO$_4$	citrate^{3-}	Zn	ブドウ糖 g	ブドウ糖 kcal	pH	滴定酸度 (mEq/L)
ハイカリック®1号	10	(−)	10	120	480	4.58	30.4
ハイカリック®2号	10	(−)	10	175	700	4.55	30.6
ハイカリック®3号	10	(−)	20	250	1,000	4.11	45.3
トリパレン®1号	5	12	10	139.8[1]	560	4.59	21.4
トリパレン®2号	5	11	10	175.2[1]	700	4.55	16.9
リハビックス®K1号	(−)	(−)	10	85	340	5.07	10.6
リハビックス®K2号	(−)	(−)	10	105	420	4.92	19.3
ハイカリック®NC-L	(−)	(−)	20	120	480	4.78	23.8
ハイカリック®NC-N	(−)	(−)	20	175	700	4.74	24.1
ハイカリック®NC-H	(−)	(−)	20	250	1,000	4.67	24.3
カロナリー®-L	(−)	(−)	20	120	480	4.41	26.4
カロナリー®-M	(−)	(−)	20	175	700	4.39	25.9
カロナリー®-H	(−)	(−)	20	250	1,000	4.33	26.1
ハイカリック®RF[2]	(−)	(−)	10	250	1,000	4.44	4.7

1)　トリパレンの糖質はブドウ糖：果糖：キシリトール＝4：2：1の合計量
2)　他に 250，1,000 mL 製剤あり
※ pH，滴定酸度は実測値．その他はメーカー提供資料を基に著者作成

3-3-3　グルコースの投与速度と 1 日投与量

　グルコースの投与速度と 1 日投与量については，各製剤を見極めて処方しなければならない．これについては，安定期：5 mg/kg/min/day，侵襲期：4 mg/kg/min/day を基準に製剤を選択する．例として体重 40 kg の患者と 60 kg の患者について考えてみる．在宅移行や退院が近い安定期であれば 5 mg/kg/min/day で問題が起きる可能性は低いが，積極的治療が行われている場合には，体重 40 kg であれば問題なく代謝できるブドウ糖量は，

$$4 \times 40 \times 60 \times 24 \div 1,000 = 230.4 \text{ g/day}$$

までであり製品名に「L」や「1号」とされている製剤でも1日2セット投与することは危険である．それらには half-day-bag が 480 kcal（ブドウ糖 120 g 含有）であり，230.4 g ＜ 240 g と過量投与となり，その糖毒性を危惧しなければならない．体重 60 kg であれば問題なく代謝できるブドウ糖量は，

$$4 \times 60 \times 60 \times 24 \div 1,000 = 345.6 \text{ g/day}$$

であり製品名に「N」や「2号」とされている製剤を1日2セット投与することも同様に危険である．それらには half-day-bag が 700 kcal（ブドウ糖 175 g 含有）であり，345.6 g ＜ 350 g と過量投与となり，その糖毒性を危惧しなければならない（表3-7）．製品名に「H」や「3号」とされている製剤はことさら要注意である．このような場合は，PPN 製剤や 50％ブドウ糖 200 mL 製剤（ブドウ糖 100 g：400 kcal）との組み合わせを考えて処方する必要がある．

表3-7　侵襲下における glucose 投与の限界

4 mg/kg/min/day（一般的には 5 mg/kg/min/day とされているが）
B.W. 40 kg の場合：$4 \times 40 \times 60 \times 24 \div 1,000 = 230.4$ g/day
ハイカリック®NC-L 700 mL：480 kcal（120 g）
エルネオパ®1 号 1,000 mL：480 kcal（120 g）
2 sets は overloading
50％ブドウ糖注（200）：400 kcal（100 g）や PPN 製剤との組み合わせ必要
ハイカリック®NC-N 700 mL：700 kcal（175 g）
エルネオパ®2 号 1,000 mL：700 kcal（175 g）
2 sets 投与できる人は B.W. ＞ 60 kg の患者のみ．
$(4 \times 60 \times 60 \times 24 \div 1,000 = 345.6$ g/day）
Fat（脂肪乳剤）は適切に利用しているか？（呼吸商も考える）

コラム	脂肪乳剤の謎

Q：20％（W/V）イントラリポス® はなぜ 200 kcal なの？

　 20％イントラリポス® の 100 mL のカロリーを計算してみよう！

① 100 mL の 20％が脂質であるので，1 バッグ中には 20 g の脂質が入っている．

↓

② 脂質 1 g は 9 kcal であると習ったし，成書にもそう書いてある．

↓

③ よって，20×9＝180 kcal　である．

↓

④ でも「添付文書」にも他の資料にも約 200 kcal と書いてある．

↓

なぜ？？？

A：内容をもう１度見てみよう！

20%イントラリポス®100 mL の組成（添付文書より）

① 精製ダイズ油 20 g ⇒ 20×9＝180 kcal

② 卵黄レシチン 1.2 g ⇒ 1.2×9＝10.8 kcal

③ 濃グリセリン 2.2 g ⇒ 2.2×4＝8.8 kcal

よって，180＋10.8＋8.8＝199.6≒200 kcal

よく見ると添付文書では 200 kcal ではなく，"約" 200 kcal と書いてある．

結論：乳化剤（卵黄レシチン）と等張化剤（濃グリセリン）にも熱量があった．

思わぬピットフォールです．注射剤・輸液製剤は添加剤にも十分注意しましょう（内服・外用剤以上に）．

3-4 微量元素

3-4-1 微量元素の投与

微量元素とは，生命活動に不可欠な元素のうち生体内の含有量が鉄（Fe）以下のものをいう[1]．ヒトにおいては，亜鉛（Zn）・銅（Cu）・マンガン（Mn）・鉄（Fe）・ヨウ素（I）・セレン（Se）・クロム（Cr）・モリブデン（Mo）・コバルト（Co）が必須微量元素とされる．これらヒト必須微量元素は，多くの酵素活性の中心的役割を担っており，ヒトの生理作用に欠くことのできない重要な働きをしている（表3-8）．

表 3-8　微量元素の生理作用

元素名	生理作用
亜鉛	タンパク代謝，脂質代謝，糖代謝，骨代謝
銅	造血機能，骨代謝，骨結合織代謝，神経機能，色素調節機能
マンガン	骨代謝，糖代謝，脂質代謝
鉄	ヘモグロビン形成，チトクロム形成，オキシダント形成，DNA 合成
ヨウ素	甲状腺機能調節
セレン	抗酸化作用，抗ウイルス作用，糖代謝，甲状腺ホルモン代謝
クロム	糖代謝，コレステロール代謝，結合織代謝，タンパク代謝
モリブデン	アミノ酸代謝，尿酸代謝，硫酸・亜硫酸代謝
コバルト	ビタミン B_{12} の構成成分，造血機能，神経機能

しかし，微量元素は生体内で生合成することができないため，生体外から摂取しなければならない．経口摂取での栄養管理では通常，土壌栽培由来の食物を摂取するため微量元素欠乏症は起

表 3-9　微量元素の欠乏症

元素名	欠乏症	元素名	欠乏症
亜鉛	皮疹 口内炎，舌炎 脱毛，爪の変化 下痢，嘔吐 発熱 創傷治癒遅延 成長障害，第二次性徴不全 免疫能低下 味覚障害，食欲不振 うつ状態	ヨウ素	成長障害 精神運動発達遅延
		セレン	下肢筋肉痛 心筋症（克山病），不整脈 爪床部白色変化 大赤血球症 仮性白皮症
		クロム	耐糖能異常 呼吸商低下 体重減少 末梢神経障害 遊離脂肪酸増加 窒素平衡異常 代謝性意識障害
銅	貧血 白血球減少，好中球減少 骨髄白血球系成熟障害 成長障害 骨異常 毛髪色素異常 心血管異常 下痢		
マンガン	身長の成長障害 下肢長幹骨骨端部 X 線透過性亢進	モリブデン	頻脈 多呼吸 夜盲症，視野暗点 易刺激性 高メチオニン血症 低尿酸血症 亜硫酸塩排泄増加 無機硫酸塩排泄低下
鉄	貧血 知能発育障害 免疫能低下 運動能力低下		
		コバルト	悪性貧血 末梢神経障害

こらないが，経口摂取が困難な患者での中心静脈栄養（TPN：total parenteral nutrition）施行時には，完全に工業生産ライン由来の栄養物質となるため欠乏症（表 3-9）に注意する必要がある.
　TPN 施行時には微量元素を投与することが推奨され[2]，その推奨投与量については欧州静脈経腸栄養学会（ESPEN：European Society for Parenteral and Enteral Nutrition）[3]，米国静脈経腸栄養学会（ASPEN：American Society for Parenteral and Enteral Nutrition）[4]，米国医師会（AMA：American Medical Association）[5]などから提唱されている. また，わが国においては，日本人の食事摂取基準（2015 年版）が厚生労働省から発表されている[6]（表 3-10）.

第3章　5大栄養素　*49*

表 3-10　TPN 施行時の微量元素推奨投与量

元素名	ESPEN 2009 推奨投与量	ASPEN 2002 推奨投与量	日本人の食事摂取基準 2015 年版	
			推奨量	吸収率
亜鉛	2.5〜5.0 mg (38〜76 μmol)	2.5〜5.0 mg (38〜76 μmol)	8〜10 mg	約 30%
銅	0.3〜0.5 mg (4.7〜7.9 μmol)	0.3〜0.5 mg (4.7〜7.9 μmol)	0.8〜1.0 mg	44〜67%
マンガン	0.2〜0.3 mg (3.6〜5.5 μmol)	60〜100 μg (1.1〜1.8 μmol)	3.5〜4.0 mg[*]	約 3〜5%
鉄	1.0〜1.2 mg (18〜21 μmol)	日常的に投与しない	7.0〜10.5 mg	15%
ヨウ素	100 μg (0.8 μmol)	—	130 μg	ほぼ 100%
セレン	20〜60 μg (0.25〜0.76 μmol)	20〜60 μg (0.25〜0.76 μmol)	25〜30 μg	約 90%
クロム	10〜15 μg (0.19〜0.29 μmol)	10〜15 μg (0.19〜0.29 μmol)	10 μg[*]	1%
モリブデン	20 μg (0.21 μmol)	日常的に投与しない	20〜30 μg	93%
コバルト	—	—	—	

＊：目安量

3-4-2　微量元素欠乏症の予防

　TPN 施行時に微量元素欠乏症が起こった事例が報告されており，日本静脈経腸栄養学会（JSPEN）の全国栄養療法サーベイ委員会は，TPN 施行時に微量元素製剤をルーチンに投与することを推奨している[7].

　現在，市販されている複合微量元素製剤には，亜鉛（Zn）・銅（Cu）・マンガン（Mn）・鉄（Fe）・ヨウ素（I）が含有されている．マンガンを含有しない製剤もあるが，それを除けば含有量はすべて同一である．表 3-11 にわが国で上市されている微量元素製剤の一覧を示した．

　これら複合微量元素製剤の含有量は，成人に対して 1 日に 1 アンプルを投与することによって微量元素濃度が正常域内に保たれる量として設定されている．したがって，TPN 施行時に投与すれば，通常含有されている微量元素については重篤な欠乏症が起こる可能性は低い．しかしながら，当該製剤には前述したコバルト・モリブデン・クロム・セレンは含有されていないため，これらの欠乏症への留意は継続されなければならない．

表 3-11　わが国で上市されている TPN 用微量元素製剤と含有量一覧

製品名	メーカー	規格	先発・後発	含有量 （/2 mL/A）
エレメンミック®注キット	エイワイファーマ	キット	先発	鉄：35 μmol （1.955 mg） マンガン：35 μmol （1.955 mg） 亜鉛：60 μmol （3.923 mg） 銅：5 μmol （0.317 mg） ヨウ素：1 μmol （0.1269 mg）
エレメンミック®注	エイワイファーマ	A	先発	
ミネラリン®注	日本製薬	A	先発	
エレジェクト®注シリンジ	テルモ	キット	後発	
ミネリック®-5配合点滴静注シリンジ	ニプロ	キット	後発	
メドレニック®注シリンジ	武田テバファーマ	キット	後発	
ボルビックス®注	富士薬品	A	後発	
ミネラミック®注	東和薬品	A	後発	
シザナリン®N注	日新製薬	A	後発	
メドレニック®注	武田テバファーマ	A	後発	
ボルビサール®注	富士薬品	A	後発	鉄：35 μmol （1.955 mg） 亜鉛：60 μmol （3.923 mg） 銅：5 μmol （0.317 mg） ヨウ素：1 μmol （0.1269 mg）

3-4-3　微量元素過剰症の問題

　TPN 施行時には微量元素欠乏症に注意を要する一方で，過剰症（表 3-12）にも注意する必要がある．特に，病態により微量元素の代謝や排泄に異常がある患者では，TPN 施行時の微量元素製剤の投与が重篤な過剰症を引き起こすことになりかねない．例えば，銅やマンガンは肝臓から胆汁を介して排泄されるため，胆管閉塞を伴う患者ではこれらの過剰症に注意する必要がある．特にマンガンについては脳基底核に蓄積しパーキンソン症候群様症状を発現することが報告され[8]，それを受けてマンガンを含有しない微量元素製剤も上市されている（表 3-11）．

　このように，症例によっては各微量元素の適正投与量が異なるが，現在販売されている微量元

表 3-12　微量元素の過剰症

元素名	過剰症
亜鉛	相対的鉄，銅欠乏症 発汗，意識低下，頻脈，低体温
銅	心窩部灼熱感，下痢，黄疸，嘔気・嘔吐
マンガン	パーキンソン症候群類似症状
鉄	ヘモクロマトーシス，インスリン分泌低下
ヨウ素	甲状腺機能低下，甲状腺腫
セレン	慢性皮膚炎 脱毛，毛髪の色素脱失 爪剥離
クロム	肝障害 腎障害 成長障害
モリブデン	尿酸値上昇，痛風
コバルト	甲状腺機能低下，心不全，呼吸機能低下

第3章　5大栄養素　*51*

素製剤は複合製剤のみであるため微量元素ごとに投与量を調節することができない．このような症例に対しては，施設によっては院内製剤を調製し適応しているが，すべての施設で実現させるのは難しく，市販の複合微量元素製剤が汎用されているのが現状である．

　これらのことから，長期にTPNを施行する場合には定期的に血中濃度（表3-13）をモニタリングし，各微量元素の投与量が適切か否かを評価し，過剰症を引き起こさないようにすることが重要である．いずれにしても，微量元素単味製剤の開発・上市が望まれる．

表3-13　微量元素の標準血中濃度

元素名	血中濃度 [8]	血中濃度 [9]
亜鉛	80〜140 μg/dL	70〜120 μg/dL
銅	80〜120 μg/dL	62〜132 μg/dL
マンガン	1.04 ± 0.71 ng/mL	1.9〜5.8 μg/L
鉄	80〜120 μg/dL	35〜174 μg/dL
ヨウ素	—	3.7〜14 μg/dL
セレン	8〜12 μg/dL	—
クロム	0.3〜0.8 μg/dL	—
モリブデン	—	—
コバルト	—	—

3-4-4　鉄過剰症

　近年，TPN施行時の鉄過剰症が問題となっている．鉄過剰症では，鉄が生体組織に蓄積し臓器に障害を引き起こすヘモクロマトーシス※がある．鉄が蓄積する臓器としては，肝臓・心臓・甲状腺・下垂体や内分泌器官がある．通常，遺伝性や輸血後に引き起こされる場合が多いが，鉄を静脈内投与することにより引き起こされた事例も報告されている[9]．

　事実，2004年の米国静脈経腸栄養学会（ASPEN）のガイドラインでは，TPN施行患者への鉄の投与は「not routinely added」としてルーチンな投与はしないことが推奨されており[10]，米国の高カロリー輸液用微量元素製剤に鉄は含有されていない．また，欧州静脈経腸栄養学会（ESPEN）のガイドラインでは，1.0〜1.2 mg/dayが推奨され[3]，日本で市販されている複合微量元素製剤の含有量より低く設定されている．

　これに対して，日本静脈経腸栄養学会（JSPEN）では鉄のルーチン投与を推奨している[2]．日本で市販されている高カロリー輸液用微量元素製剤には35 μmol（約2 mg）の鉄が含有されているため，1日1アンプル投与となると，この鉄含有量が連日投与されることになる．

　しかし，長期TPN施行中の高齢患者のうち，市販複合微量元素製剤を連日投与している患者の多くに鉄過剰とそれが原因と推定される栄養指標の低下がみられたという報告がある[11]．また，肝臓・膵臓に著明な鉄沈着をきたした症例も報告されている[12]．一旦鉄過剰となってしまうと，

※ヘモクロマトーシス：体内に過剰な鉄が蓄積し，蓄積臓器の障害をきたす疾患．肝硬変・糖尿病・不整脈・心不全・関節炎・性欲低下などの症状を呈する．

鉄代謝は閉鎖系であるため，鉄非含有製剤に切り替えても鉄過剰の是正には長期間を要することも懸念される．

以上より，市販複合微量元素製剤の1日1アンプル投与を疑問視し，特に高齢者においては代謝機能が低下していることから，1週間に1回程度の投与が適切とする報告もある．また，米国同様に鉄を含有しない微量元素製剤を推奨する意見もみられる[13]．

いずれにしても，鉄を投与している場合には，鉄過剰のリスクを最小限にするために血清フェリチンの定期的モニタリングが重要である．

3-5 ビタミン

3-5-1 ビタミンの投与と投与量

ビタミンは水溶性ビタミンと脂溶性ビタミンに分類され，ヒトに必要とされるビタミンは水溶性ビタミンが9種類・脂溶性ビタミンが4種類の計13種類である[6]．これらビタミンは，生体内で補酵素として働き，ヒトの生命活動にとって重要な生理作用を担っている（表3-14）．

表3-14　ビタミンの生理作用

水溶性ビタミン	生理作用
ビタミンB$_1$（チアミン塩酸塩）	神経・精神機能維持 糖質・脂質代謝
ビタミンB$_2$（リボフラビン）	糖質・アミノ酸代謝 粘膜・神経機能維持 成長促進
ビタミンB$_6$（ピリドキシン）	アミノ酸代謝 ヘモグロビン合成
ビタミンB$_{12}$（シアノコバラミン）	タンパク合成 脂肪代謝 造血・神経機能維持 骨髄細胞分化
ビタミンC（アスコルビン酸）	造血機能維持 膠原線維形成 細胞間組織形成
ナイアシン（ニコチン酸アミド・ニコチン酸）	末梢血管拡張 エネルギー代謝
パントテン酸	ステロイド合成 ポルフィリン合成
葉酸（プテロイルモノグルタミン酸）	造血機能 アミノ酸代謝 核酸合成
ビオチン	糖質・脂質代謝 アミノ酸代謝

表3-14　ビタミンの生理作用（つづき）

脂溶性ビタミン	生理作用
ビタミンA（レチノイド）	視覚・生理機能維持 上皮・粘膜器の維持 成長作用 生殖作用 細胞の増殖・分化
ビタミンD（エルゴカルシフェロール・コレカルシフェロール）	カルシウム・リンの調節（吸収・利用） 骨石灰化
ビタミンE（α-トコフェロール）	膜の抗酸化 発育・成育促進 細胞増殖機能維持
ビタミンK（フィロキノン・メナキノン-7）	血液凝固能 骨形成（カルシウム透過性亢進）

　ビタミンは，微量元素と同様に生体内で生合成することができないため経口摂取が困難な患者では欠乏症に注意しなければならない．TPN 施行時にはビタミンの投与が推奨され[2]，なかでもビタミン B_1 の投与は義務である[14]．その推奨投与量については，AMA・米国食品医薬品局（FDA：Food and Drug Administration）・ASPEN などから提唱されている（表3-15）．わが国で市販されている TPN 用総合ビタミン製剤は，AMA のガイドライン[17]に準じて処方設計されている．

表3-15　TPN 施行時のビタミン推奨投与量

		AMA	FDA	ASPEN	日本人の 食事摂取基準 2015 年版
水溶性ビタミン	ビタミン B_1 チアミン塩酸塩	3 mg	6 mg	3 mg	1.0〜1.4 mg
	ビタミン B_2 リボフラビン	3.6 mg	3.6 mg	3.6 mg	1.1〜1.6 mg
	ビタミン B_6 ピリドキシン	4 mg	6 mg	4 mg	1.2〜1.4 mg
	ビタミン B_{12}	5 μg	5 μg	5 μg	2.4 μg
	ビタミンC	100 mg	200 mg	100 mg	100 mg
	ニコチン酸・ ニコチン酸アミド	40 mg	40 mg	40 mg	11〜15 mgNE
	パントテン酸	15 mg	15 mg	15 mg	4〜5 mg
	葉酸	400 μg	600 μg	400 μg	240 μg
	ビオチン	60 μg	60 μg	60 μg	50 μg*
脂溶性ビタミン	ビタミンA	990 μg（3,300 IU）	990 μg（3,300IU）	1,000 μg	650〜900 μgRAE
	ビタミンD	5 μg（200 IU）	5 μg（200 IU）	5 μg	5.5 μg*
	ビタミンE	10 mg	10 mg	10 mg	6.0〜6.5 mg*
	ビタミンK	—	150 μg	1 mg	150 μg*

＊：目安量
NE：ナイアシン当量
RAE：レチノール活性当量

表 3-16 TPN用総合ビタミン製剤一覧

	製品名 （メーカー）	オーツカ MV注 （大塚製薬 工場）	ビタジェクト®注キット （テルモ）	ネオラミン・マルチV®注射用 （日本化薬）	ダイメジン・マルチ注 （日医工）	マルタミン®注射用 （エイワイファーマ）
水溶性ビタミン	ビタミン B_1 (mg)	3.1	3	3	3	5
	ビタミン B_2 (mg)	3.6	4	4	4	5
	ビタミン B_6 (mg)	4	4	4	4	5
	ビタミン B_{12} (μg)	5	10	10	10	10
	ナイアシン (mg)	40	40	40	40	40
	葉酸 (μg)	400	400	400	400	400
	ビオチン (μg)	60	100	100	100	100
	ビタミンC (mg)	100	100	100	100	100
	パントテン酸 (mg)	15	15	15	15	15
脂溶性ビタミン	ビタミンA (IU)	3,300	3,300	3,300	3,300	4,000
	ビタミンD (IU)	200	400	400	400	400
	ビタミンE (mg)	10	15	15	15	15
	ビタミンK (mg)	2	2	2	2	2

したがって，TPN施行時の成人標準投与量は，AMAのガイドラインに準じており[16]，TPN用総合ビタミン製剤を1日1セット投与する量となっている．表3-16にTPN用総合ビタミン製剤の一覧を示した．

3-5-2 ビタミン欠乏症

TPN施行時には，ビタミン欠乏症に注意しなければならない（表3-17）．代表的なビタミン欠乏症として，ビタミン B_1 欠乏による乳酸アシドーシス（末梢）・ウェルニッケ脳症（中枢）があるが，場合によっては神経症状・意識障害が不可逆的となることがあり（コルサコフ症候群），

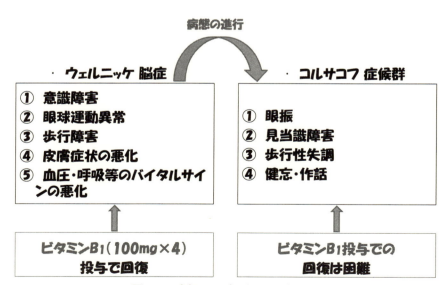

図 3-9 中枢でのビタミン B_1 欠乏症

さらには死に至ることもある（図3-9）．過去に緊急安全性情報が2度発出されており（表3-18，表3-19），TPN施行時にはビタミンB$_1$を投与する必要がある（図3-10）．

表3-17　ビタミンの欠乏症・過剰症

		欠乏症	過剰症
水溶性ビタミン	ビタミンB$_1$（チアミン塩酸塩）	乳酸アシドーシス ウェルニッケ脳症 脚気 神経炎	
	ビタミンB$_2$（リボフラビン）	口角炎 創傷治癒遅延 脂漏性皮膚炎 成長障害	
	ビタミンB$_6$（ピリドキシン）	貧血 末梢神経炎 皮膚炎	
	ビタミンB$_{12}$	悪性貧血 末梢神経障害	
	ビタミンC	壊血病 貧血 創傷治癒遅延 骨形成不全	
	ニコチン酸・ニコチン酸アミド	皮膚炎，下痢，痴呆（ペラグラ） 食思不振	
	パントテン酸	皮膚炎 灼熱足症	
	葉酸	巨赤芽球性貧血	
	ビオチン	皮疹・皮膚炎 脱毛 知覚異常	
脂溶性ビタミン	ビタミンA	夜盲症 角膜乾燥・軟化 皮膚炎 生殖機能低下 味覚異常	関節痛・筋肉痛 脱毛・皮膚落屑
	ビタミンD	くる病 骨・歯発育障害 骨軟化症	尿路結石 高カルシウム血症 腎機能障害
	ビタミンE	溶血性貧血 過酸化脂質酸性亢進 小脳失調	血小板減少
	ビタミンK	出血傾向	

表3-18 高カロリー輸液とアシドーシスの副作用情報一覧

発行年月	副作用情報の媒体	タイトル	アシドーシス	死亡例	備考
1990年9月	医薬品副作用情報 No.104	高カロリー輸液（トリパレン）とアシドーシス	9	4	
1991年10月	緊急安全性情報	高カロリー輸液投与中の重篤なアシドーシスの発現について	17	7	
1991年11月	医薬品副作用情報 No.111	高カロリー輸液と重篤なアシドーシス	17	7	No.104含む
1993年11月	医薬品副作用情報 No.123	解説・高カロリー輸液施行中に認められるアシドーシス	(−)	(−)	
1994年10月	医薬品副作用情報 No.128	解説・高カロリー輸液療法施行中のアシドーシス	(−)	(−)	
1995年4月	適正使用情報	高カロリー輸液療法施行中のアシドーシス	(−)	(−)	
1997年6月	適正使用情報	高カロリー輸液療法施行中のアシドーシスの防止と処置について	(−)	(−)	
1997年6月	緊急安全性情報	高カロリー輸液療法施行中の重篤なアシドーシスの発現について	15	7	
1997年10月	医薬品副作用情報 No.144	高カロリー輸液療法施行時の重篤なアシドーシス	15	7	

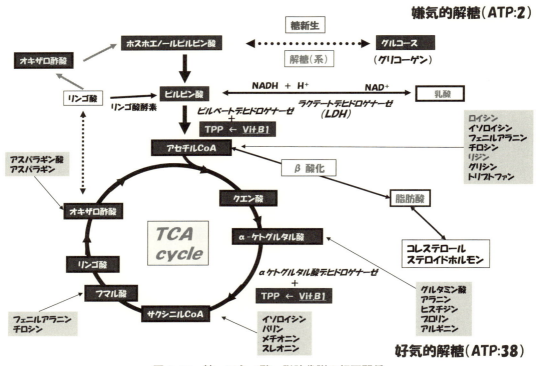

図3-10 糖・アミノ酸・脂肪代謝の相互関係

第3章 5大栄養素 57

表 3-19 TPN・PPN 施行時のビタミン B_1 欠乏症と医療過誤裁判

発症年月	年齢	性別	原疾患	TPN	V.B$_1$	発症内容	裁判所・判決等年月日	結論
1983 年 7 月	27	女	妊娠悪阻	（−）	（−）	ウェルニッケ脳症	名古屋地裁一宮支部・1992/6/29 判決	有責（928 万円）
1987 年 10 月	34	女	妊娠悪阻	（−）	（−）	ウェルニッケ脳症	前橋地裁・1995/4/25 判決，東京高裁・1996/3/21 判決	有責（8500 万円）
1989 年 12 月	20	男	潰瘍性大腸炎	（＋）	（−）	アシドーシス・死亡	大阪高裁・2000/10/26 判決（最高裁上告棄却）	無責
1990 年 6 月	27	女	妊娠悪阻	（＋）	（−）	ウェルニッケ脳症	東京地裁・1997/1/20 和解	有責（7365 万円）
1992 年 8 月	34	男	胃悪性リンパ腫	（＋）	（−）	ウェルニッケ脳症	仙台地裁・1999/9/27 判決	有責（1 億 2997 万円）
1992 年 10 月	49	男	胆道がん	（＋）	（−）	ウェルニッケ脳症・死亡	東京地裁・1999/8/31 判決	有責（2974 万円）
1993 年 10 月	29	女	潰瘍性大腸炎	（＋）	（−）	ウェルニッケ脳症・死亡	1995/12/14 提訴前示談	有責（1425 万円）
1994 年 5 月	25	女	妊娠悪阻	（＋）	（−）	ウェルニッケ脳症	札幌簡裁・1999/5/21 調停	有責（8800 万円）
1994 年 11 月	60	女	腸閉塞	（＋）	（−）	衝心脚気・死亡	大阪高裁・2001/1/23 判決	有責（3590 万円）
1994 年 12 月	38	女	妊娠悪阻	？	（−）	ウェルニッケ脳症	長野地裁・1998/4/23 和解	有責（8500 万円）
1995 年 4 月	58	男	胃悪性リンパ腫	（＋）	（−）	ウェルニッケ脳症	東京地裁・2001/12/14 和解	有責（3200 万円）
1995 年 11 月	65	女	結腸がん	（＋）	（−）	アシドーシス・死亡	東京地裁・2000/12 和解	有責（3878 万円）
1996 年 8 月	80	男	上行結腸がん	（＋）	（−）	ウェルニッケ脳症	東京地裁・2002/1/16 判決	有責（800 万円）
1996 年 10 月	66	男	直腸がん	（＋）	（−）	ウェルニッケ脳症	長野地裁・2000/10/5 和解	有責（不明）
1997 年 1 月	75	男	早期胃がん	（＋）	（−）	ウェルニッケ脳症	東京地裁・2000/10/6 和解	有責（1300 万円）
1997 年 5 月	43	男	膵炎	？	（−）	ウェルニッケ脳症	鶴岡簡裁・1999/12 調停	有責（9750 万円）
1997 年 5 月	31	女	痙攣発作	（＋）	（−）	アシドーシス・死亡	金沢地裁・2005/4/15 判決	有責（6819 万円）
1998 年 11 月	33	男	潰瘍性大腸炎	（＋）	（−）	ウェルニッケ脳症？アシドーシス？，死亡	長崎地裁・2005/12 和解	有責（2000 万円）
2003 年 8 月	43	男	中咽頭がん	（−）	（−）	ウェルニッケ脳症	2005/9/26 提訴前示談	有責（1 億 8000 万円）
2009 年 7 月	60	男	食道がん	（＋）	（−）	ウェルニッケ脳症	名古屋地裁 2016/7/15 判決	有責（1 億 2000 万円）

3-5-3 ビタミン過剰症

水溶性ビタミンは代謝速度が速く，過剰摂取しても尿中に排泄されるため過剰症は生じる可能性は低い．一方，脂溶性ビタミンは欠乏症のほか過剰症も存在する（表3-17）．脂溶性ビタミンは，尿中に排泄されず肝臓や脂肪組織などに蓄積される．そのため過剰摂取した場合には，過剰症を生じる可能性がある．

コラム　エネルギー制限食は，ビタミン・ミネラル欠乏食？

糖尿病患者へ提供される「エネルギー制限食」について以下のような意見がある．

エネルギー制限食は主に糖質（主食）を制限して患者の血糖コントロールを安定させることを意図したものである．しかしながら，実際の厨房では調理師や栄養士が主食のみを減量することは調理過程上物理的に困難なため副食（おかずやデザート）も同時に減量しているのが現実である．よって，ここで血糖コントロールに必要なビタミンやミネラルが不足することになるのではないか？との懸念が生じるわけである．

実際にエネルギー制限食のみでは血糖コントロール不良や感染症に罹患してしまう患者群がビタミンとミネラルのみ強化したところ，食事摂取基準をほぼ満たすことができた（図3-11，図3-12），あるいは感染症に罹患しなくなったとの報告がある（表3-20）．

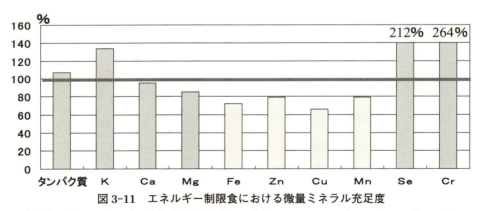

図3-11　エネルギー制限食における微量ミネラル充足度

（中村丁次ほか（2001）栄養-評価と治療，18(4)，p.511-515，メディカルレビュー社）

第3章 5大栄養素　59

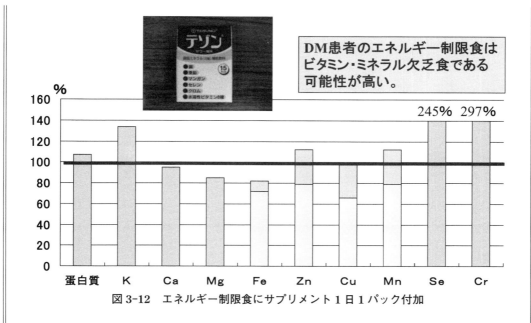

図3-12　エネルギー制限食にサプリメント1日1パック付加

表3-20　サプリメント（マルチビタミン＆ミネラル）による感染予防効果

Variable	Participants	Infection Incidence Placebo Group	Treatment Group	Relative Risk (95% CI)	P Value
	n	%			
Main effect					
Overall study group	130	73	43	0.59 (0.43-0.81)	< 0.001
Stratified analysist					
Age					> 0.2
< 65 y	97	78	43	0.55 (0.38-0.78)	
≧ 65 y	33	59	44	0.74 (0.38-1.47)	
Diabetes status					< 0.001
No diabetes	79	60	59	0.98 (0.68-1.41)	
Type 2 diabetes mellitus	51	93	17	0.18 (0.07-0.44)	

（Barringer TA., et al.（2003）*Ann. Intern Med.*, 138（5）p.365-71）

　果たして糖尿病患者は，糖尿病だから創傷治癒が遅延するのか，また，感染症に罹患しやすいのだろうか？
　あるいは，医療者からエネルギー制限食（ビタミン・ミネラル欠乏食）を食べなさいと指導され，そのとおりに食事をしているので亜鉛やマンガンが不足し血糖コントロールは好転せず，また亜鉛欠乏になって創傷治癒が遅延していないだろうか？ビタミンCをはじめとするビタミン欠乏になって感染症に罹患しやすくなっているのではないだろうか？
　今後の疫学研究の進捗が望まれる．

Key Words

5大栄養素，脂質，アミノ酸，糖質，微量元素，亜鉛，銅，マンガン，鉄，ヨウ素，セレン，クロム，モリブデン，コバルト，微量元素欠乏症，微量元素過剰症，鉄過剰症，ビタミン，ビタミン欠乏症，ビタミン過剰症

参考文献

1) 髙木洋治 監修（2013）微量元素読本，p.2-23，大塚製薬工場，
2) 日本静脈経腸栄養学会編（2013）静脈経腸栄養ガイドライン第3版，照林社
3) Braga M., *et al.*（2009）*Clin Nutr*, 28, p.378-386
4) ASPEN Board of Directors and the Clinical Guidelines Task Force（2002）*JPEN J Parenter Enteral Nutr*, 26（Suppl 1）：1SA-138SA
5) 根津理一郎（1998）*medicina*, 35（2），p.244-246
6) 菱田明，佐々木敏監修（2014）日本人の食事摂取基準（2015年版），第一出版
7) 日本静脈経腸栄養学会 全国栄養療法サーベイ委員会（2005）静脈経腸栄養，20（1），p.45-58
8) 髙木洋治（2003）静脈経腸栄養，18（2），p.70-78
9) 田中智大他（2008）肝臓，49（12），p.574-580
10) Task Force for the Revision of Safe Practices for Parenteral Nutrition（2004）*JPEN J Parenter Enteral Nutr*, 28, S39-70
11) 加藤治樹他（2013）日本臨床栄養学会雑誌，35（1），p.49-54
12) 上原秀一郎（2014）栄養-評価と治療，31（3），p.222-223
13) 加藤治樹他（2012）日本臨床栄養学会雑誌，34（1），p.29-37
14) 厚生省医薬安全局：緊急安全性情報：高カロリー輸液療法施行中に発現する重篤なアシドーシスについて，1997.9.
15) American Medical Association Department of Foods and Nutrition（1979）*JPEN J Parenter Enteral Nutr.*, 3, p.258-262

第4章 処方鑑査

　薬剤師としての輸液管理（患者の体液・栄養管理）への最初のかかわりとしては，処方鑑査からかかわっていくことが最もストレスが小さいと思われる．処方鑑査ができるようになると，その患者にその処方が最適なものであるのか，自身で最適と考えられない処方でも処方医の意図を知り納得できる場合もある．そのような過程を経ると，モニタリングや処方設計へとステップアップしやすいものと考える．よって，本章では演習を繰り返し輸液処方の鑑査を学んでいく．

4-1　処方設計の逆が処方鑑査である

　第2章の「輸液の処方設計」で述べた過程の逆の思考をし，表2-10に記載されている基準を用いて，表2-9のような表を作成できるようにする．

　そのため，処方鑑査のポイントも輸液処方設計のポイントと同じで，表2-10の基準を指標として確認する．

①　投与熱量の算出　⇒　確認
②　3大栄養素量の算出　⇒　確認
③　水分量の算出　⇒　製剤の水分量＋代謝水　⇒　確認
④　電解質の調整　⇒　確認（Na^+：濃度，K^+：量・濃度）

K^+については触れてこなかったが，以下の基準を遵守することが安全な医療には必要である．

【注射用カリウム製剤の特殊性】
カリウムイオン濃度の上昇は，最悪「心室細動」を惹起するため危険である．

①　濃度：40 mEq/L 以下（KClとして0.3％以下）
②　速度：20 mEq/時以下（KCl 0.3％溶液で，8 mL/分以下）
③　投与量：100 mEq/日以下
④　尿量：0.5～1 mL/kg/時以上を確保
⑤　輸液に混合・希釈して投与
⑥　ワンショット・ボーラスでの静脈内投与は不可
⑦　副腎機能不全・抗アルドステロン剤投与時は，急激な濃度上昇に注意

実際の鑑査手順について表 4-1 を用いて示していく．鑑査する処方は以下に示したものを使用する．

表 4-1

処方	製剤水分量 (mL)	ブドウ糖 (g)	脂質 (g)	NPC (kcal)	アミノ酸 (g)	Na$^+$ (mEq)	K$^+$ (mEq)
(a)							
(b)							
(c)							
(d)							
Total							

【例題】B.W.：60 kg の患者に対する以下の処方内容を鑑査して問題点があれば指摘しなさい（正しい場合もあります）．輸液一覧表は自由に使ってください．

※（a）+（b）+（c）+（d）を1つの輸液処方として考えて鑑査を行う．

Rp.
(a) ハイカリック®NC-N　700 mL
　　アミゼット®B　300 mL
　　ビタジェクト®　1 set 10 mL

(b) ハイカリック®NC-N　700 mL
　　アミゼット®B　300 mL
　　エレメンミック®注キット　2 mL

(c) 20％イントラリポス®　200 mL

(d) ファモチジン注射液 20 mg　2 mL

処方鑑査内容（すべて1日量として計算せよ）

ブドウ糖投与量：＿＿＿＿＿＿＿＿＿＿g

ブドウ糖濃度：＿＿＿＿＿＿＿＿＿＿％

NPC/N： _____

Na$^+$濃度： _____ mEq/L

K$^+$投与量： _____ mEq

K$^+$濃度： _____ mEq/L

水分量： _____ mL （製剤の水分量＋代謝水）

手順① 表 4-1 に処方を転記する． ⇒ 表 4-2

表 4-2

処方	製剤水分量 (mL)	ブドウ糖 (g)	脂質 (g)	NPC (kcal)	アミノ酸 （g）	Na$^+$ (mEq)	K$^+$ (mEq)
(a) ハイカリック®NC-N　700 mL アミゼット®B　　　　300 mL ビタジェクト®1 セット 10 mL							
(b) ハイカリック®NC-N　700 mL アミゼット®B　　　　300 mL エレメンミック®注キット1セット　2 mL							
(c) 20％イントラリポス®　200 mL							
(d) ファモチジン注射液　20 mg 2 mL							
Total							

手順② 別添資料の輸液一覧表を用いて，各製剤を含有成分に分解する． ⇒ 表 4-3

表 4-3

処方	製剤水分量 (mL)	ブドウ糖 (g)	脂質 (g)	NPC (kcal)	アミノ酸 （g）	Na$^+$ (mEq)	K$^+$ (mEq)
(a) ハイカリック®NC-N　700 mL アミゼット®B　　　　300 mL ビタジェクト®1 セット 10 mL	700	175				50	30
	300				30		
	10						
(b) ハイカリック®NC-N　700 mL アミゼット®B　　　　300 mL エレメンミック®注キット1セット　2 mL	700	175				50	30
	300				30		
	2						
(c) 20％イントラリポス®　200 mL	200		40				
(d) ファモチジン注射液　20 mg 2 mL	2						
Total							

手順③　各含有成分を合計し，処方としての含有成分量を算出する．
　　　　水分量も（製剤の水分量＋代謝水）⇒　表 4-4

表 4-4

処方	製剤水分量 (mL)	ブドウ糖 (g)	脂質 (g)	NPC (kcal)	アミノ酸 (g)	Na⁺ (mEq)	K⁺ (mEq)
(a) ハイカリック®NC-N　700 mL	700	175				50	30
アミゼット®B　　　　300 mL	300				30		
ビタジェクト®1セット　10 mL	10						
(b) ハイカリック®NC-N　700 mL	700	175				50	30
アミゼット®B　　　　300 mL	300				30		
エレメンミック®注キット1セット　2 mL	2						
(c) 20％イントラリポス®　200 mL	200		40				
(d) ファモチジン注射液　20 mg　2 mL	2						
Total	2,214	350	40		60	100	60

水分量＝製剤水分量＋代謝水　　　代謝水＝13 kcal/100 kcal
　　　＝2,214＋260＝2,474 mL　　（この場合はタンパク熱量を加えた総熱量で算出，脂肪乳剤の添加剤の熱量は今回無視する）

手順④　図 4-1 を参照し，含有アミノ酸量から含有窒素量を算出する．　⇒　表 4-5

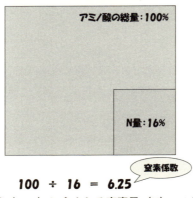

図 4-1　アミノ酸（A.A.）に含まれる窒素量（N）：20 種類の平均値

手順⑤　NPC（non-protein-calorie）を算出する．⇒　表 4-5

手順⑥　NPC/N を算出する．⇒　表 4-5

第 4 章　処方鑑査　**65**

表 4-5

処方	製剤水分量 (mL)	ブドウ糖 (g)	脂質 (g)	NPC (kcal)	アミノ酸 (g)	Na⁺ (mEq)	K⁺ (mEq)
(a)　ハイカリック®NC-N　　700 mL	700	175				50	30
アミゼット®B　　　　　300 mL	300				30		
ビタジェクト®1 セット　10 mL	10						
(b)　ハイカリック®NC-N　　700 mL	700	175				50	30
アミゼット®B　　　　　300 mL	300				30		
エレメンミック®注キット1セット　2 mL	2						
(c)　20％イントラリポス®　200 mL	200		40				
(d)　ファモチジン注射液　　20 mg							
2 mL	2						
Total	2,214	350	40	183	60	100	60

60 g ÷ **6.25** = 9.6 g （N₂）

（350×4）＋（40×9）÷**9.6** ⇒ **1,760**÷9.6≒183（NPC/N）

参照：

非タンパクカロリー窒素比（NPC／N）は 150〜200 であるか？に注意する．

静脈栄養療法において，アミノ酸は熱源ではなくタンパク質同化に利用される基質と捉える．そして，糖質および脂肪を熱源と考える．すなわち非タンパク質カロリーを指し，non-protein-calorie（NPC）とあらわす．

また，窒素（nitrogen：N）1 g を同化するために必要なカロリーの指標として NPC/N を用いる（通常 NPC/N＝150〜200）．

窒素 1 g（アミノ酸換算 6.25 g）を同化させるためには 150〜200 kcal の NPC が必要であることを意味する．

NPC/N＝150 では，1,500 kcal の熱量でアミノ酸 62.5 g を同化できる．

しかし，腎障害や肝障害時に設定される NPC/N＝300 の条件では，2,000 kcal の熱量で同化できるアミノ酸量は 42 g になる．

すなわち腎障害や肝障害時にはアミノ酸量に比し通常より NPC を必要とする．そのため，NPC/N の値が 300 以上の場合にはカロリーを上げるのではなくアミノ酸（タンパク質）量を減少させる必要がある．

この場合はもちろん，BUN や NH₃ の上昇を招かないように検査値をきめこまやかくモニターしていく必要がある．

手順⑦　上記より，以下の空欄を埋めていく．

処方鑑査内容（すべて1日量として計算せよ）

ブドウ糖投与量：＿＿＿＿＿＿350＿＿＿＿＿＿　g

ブドウ糖濃度：＿＿＿＿＿15.8＿＿＿＿＿　%

NPC/N：＿＿＿＿183＿＿＿＿

Na^+濃度：＿＿＿45.2＿＿＿　mEq/L

K^+投与量：＿＿＿60＿＿＿　mEq

K^+濃度：＿＿＿27.1＿＿＿　mEq/L

水分量：＿＿＿2,474＿＿＿　mL　（製剤の水分量＿2,214＿mL＋代謝水＿260＿mL）

手順⑧　上記の数値が表2-10に示す範囲を逸脱していないかを確認する（今回の例題は模範的な処方であり，すべての数値が表2-10に示す範囲を逸脱していないことがわかる）．

実習生や新人薬剤師はまず，このような鑑査業務から輸液処方に慣れていく過程を踏むことが大切である．

※以下に演習問題を示したので，上記の要領で鑑査してみること．

4-2　演習問題（※代謝水：ここでは13 mL/100 kcalを採用する）

1.　B.W.：60 kgの患者に対する以下の処方内容を鑑査して問題点があれば指摘しなさい（正しい場合もあります）．輸液一覧表は自由に使ってください．

※（a）＋（b）＋（c）＋（d）を1つの輸液処方として考えて鑑査を行う．

Rp.①

（a）フルカリック®2号　1,003 mL

（b）フルカリック®2号　1,003 mL

　　エレメンミック®注キット　2 mL

（c）20%イントラリポス®　100 mL

（d）ファモチジン注射液20 mg　2 mL

第 4 章　処方鑑査　**67**

処方鑑査内容（すべて 1 日量として計算せよ）

ブドウ糖投与量：＿＿＿＿＿＿＿＿＿＿＿ g

ブドウ糖濃度：＿＿＿＿＿＿＿＿＿＿＿ %

NPC/N：＿＿＿＿＿＿＿＿＿＿＿

Na^+濃度：＿＿＿＿＿＿＿＿＿＿＿ mEq/L

K^+投与量：＿＿＿＿＿＿＿＿＿＿＿ mEq

K^+濃度：＿＿＿＿＿＿＿＿＿＿＿ mEq/L

水分量：＿＿＿＿＿＿＿＿＿＿＿ mL　（製剤の水分量＿＿＿＿＿＿ mL＋代謝水＿＿＿＿＿＿ mL）

2. B.W.：60 kg の患者に対する以下の処方内容を鑑査して問題点があれば指摘しなさい（正しい場合もあります）．輸液一覧表は自由に使ってください．

※（a）＋（b）＋（c）を 1 つの輸液処方として考えて鑑査を行う．

Rp. ②

　（a）フルカリック®2 号　1,003 mL

　（b）フルカリック®3 号　1,103 mL

　（c）20％イントラリポス®　100 mL

処方鑑査内容（すべて 1 日量として計算せよ）

ブドウ糖投与量：＿＿＿＿＿＿＿＿＿＿＿ g

ブドウ糖濃度：＿＿＿＿＿＿＿＿＿＿＿ %

NPC/N：＿＿＿＿＿＿＿＿＿＿＿

Na^+濃度：＿＿＿＿＿＿＿＿＿＿＿ mEq/L

K^+投与量：＿＿＿＿＿＿＿＿＿＿＿ mEq

K^+濃度：＿＿＿＿＿＿＿＿＿＿＿ mEq/L

水分量：＿＿＿＿＿＿＿＿＿＿＿ mL　（製剤の水分量＿＿＿＿＿＿ mL＋代謝水＿＿＿＿＿＿ mL）

3. B.W.：60 kg の患者に対する以下の処方内容を鑑査して問題点があれば指摘しなさい（正しい場合もあります）．輸液一覧表は自由に使ってください．

※（a）＋（b）＋（c）を1つの輸液処方として考えて鑑査を行う．

Rp. ③
　（a）フルカリック®3号　1,103 mL

　（b）フルカリック®2号　1,003 mL
　　　エレメンミック®注キット　2 mL

　（c）ファモチジン注射液 20 mg　2 mL

処方鑑査内容（すべて1日量として計算せよ）

ブドウ糖投与量：＿＿＿＿＿＿＿＿＿＿＿ g
ブドウ糖濃度：＿＿＿＿＿＿＿＿＿＿＿ ％
NPC/N：＿＿＿＿＿＿＿＿＿＿＿
Na$^+$濃度：＿＿＿＿＿＿＿＿＿＿＿ mEq/L
K$^+$投与量：＿＿＿＿＿＿＿＿＿＿＿ mEq
K$^+$濃度：＿＿＿＿＿＿＿＿＿＿＿ mEq/L
水分量：＿＿＿＿＿＿＿＿＿＿＿ mL　（製剤の水分量＿＿＿＿＿＿ mL ＋代謝水＿＿＿＿＿＿ mL）

4. B.W.：60 kg の患者に対する以下の処方内容を鑑査して問題点があれば指摘しなさい（正しい場合もあります）．輸液一覧表は自由に使ってください．

※（a）＋（b）＋（c）を1つの輸液処方として考えて鑑査を行う．

Rp. ④
　（a）ピーエヌツイン®2号　1,100 mL
　　　ビタジェクト®　1 set 10 mL

　（b）ピーエヌツイン®2号　1,100 mL
　　　エレメンミック®注キット　2 mL

　（c）20％イントラリポス®　200 mL

処方鑑査内容（すべて1日量として計算せよ）

ブドウ糖投与量：＿＿＿＿＿＿＿＿＿＿ g

ブドウ糖濃度：＿＿＿＿＿＿＿＿＿＿ ％

NPC/N：＿＿＿＿＿＿＿＿＿＿

Na⁺濃度：＿＿＿＿＿＿＿＿＿＿ mEq/L

K⁺投与量：＿＿＿＿＿＿＿＿＿＿ mEq

K⁺濃度：＿＿＿＿＿＿＿＿＿＿ mEq/L

水分量：＿＿＿＿＿＿＿＿＿＿ mL　（製剤の水分量＿＿＿＿＿＿ mL＋代謝水＿＿＿＿＿＿ mL）

5. B.W.：60 kg の患者に対する以下の処方内容を鑑査して問題点があれば指摘しなさい（正しい場合もあります）．輸液一覧表は自由に使ってください．

※（a）＋（b）＋（c）＋（d）を1つの輸液処方として考えて鑑査を行う．

Rp.⑤

　（a）ピーエヌツイン®2号　1,100 mL

　（b）ピーエヌツイン®2号　1,100 mL
　　　エレメンミック®注キット　2 mL

　（c）20％イントラリポス®　200 mL

　（d）ファモチジン注射液20 mg　2 mL

処方鑑査内容（すべて1日量として計算せよ）

ブドウ糖投与量：＿＿＿＿＿＿＿＿＿＿ g

ブドウ糖濃度：＿＿＿＿＿＿＿＿＿＿ ％

NPC/N：＿＿＿＿＿＿＿＿＿＿

Na⁺濃度：＿＿＿＿＿＿＿＿＿＿ mEq/L

K⁺投与量：＿＿＿＿＿＿＿＿＿＿ mEq

K⁺濃度：＿＿＿＿＿＿＿＿＿＿ mEq/L

水分量：＿＿＿＿＿＿＿＿＿＿ mL　（製剤の水分量＿＿＿＿＿＿ mL＋代謝水＿＿＿＿＿＿ mL）

6. B.W.：60 kg の患者に対する以下の処方内容を鑑査して問題点があれば指摘しなさい（正しい場合もあります）．輸液一覧表は自由に使ってください．

※（a）＋（b）＋（c）を1つの輸液処方として考えて鑑査を行う．

Rp. ⑥
　（a）ピーエヌツイン®2号　1,100 mL
　　　　ビタジェクト®　1 set 10 mL

　（b）ピーエヌツイン®2号　1,100 mL

　（c）20％イントラリポス®　200 mL

　処方鑑査内容（すべて1日量として計算せよ）

ブドウ糖投与量：＿＿＿＿＿＿＿＿＿＿＿g
ブドウ糖濃度：＿＿＿＿＿＿＿＿＿＿＿％
NPC/N：＿＿＿＿＿＿＿＿＿＿
Na⁺濃度：＿＿＿＿＿＿＿＿＿＿mEq/L
K⁺投与量：＿＿＿＿＿＿＿＿＿＿mEq
K⁺濃度：＿＿＿＿＿＿＿＿＿＿mEq/L
水分量：＿＿＿＿＿＿＿＿＿＿mL　（製剤の水分量＿＿＿＿＿mL＋代謝水＿＿＿＿＿mL）

7. B.W.：60 kg の患者に対する以下の処方内容を鑑査して問題点があれば指摘しなさい（正しい場合もあります）．輸液一覧表は自由に使ってください．

※（a）＋（b）＋（c）を1つの輸液処方として考えて鑑査を行う．

Rp. ⑦
　（a）ピーエヌツイン®3号　1,200 mL
　　　　ビタジェクト®　1 set 10 mL

　（b）ピーエヌツイン®1号　1,000 mL
　　　　エレメンミック®注キット　2 mL

　（c）ファモチジン注射液20 mg　2 mL

処方鑑査内容（すべて1日量として計算せよ）

ブドウ糖投与量：＿＿＿＿＿＿＿＿＿＿＿g
ブドウ糖濃度：＿＿＿＿＿＿＿＿＿＿＿%
NPC/N：＿＿＿＿＿＿＿＿＿＿
Na$^+$濃度：＿＿＿＿＿＿＿＿＿＿mEq/L
K$^+$投与量：＿＿＿＿＿＿＿＿＿＿mEq
K$^+$濃度：＿＿＿＿＿＿＿＿＿＿mEq/L
水分量：＿＿＿＿＿＿＿＿＿＿mL （製剤の水分量＿＿＿＿＿mL＋代謝水＿＿＿＿＿mL）

8. B.W.：60 kg の患者に対する以下の処方内容を鑑査して問題点があれば指摘しなさい（正しい場合もあります）．輸液一覧表は自由に使ってください．

※ （a）＋（b）＋（c）を1つの輸液処方として考えて鑑査を行う．

Rp. ⑧

  （a）ピーエヌツイン®3号　1,200 mL
     ビタジェクト®　1 set 10 mL

  （b）ピーエヌツイン®3号　1,200 mL
     エレメンミック®注キット　2 mL

  （c）20%イントラリポス®　200 mL

処方鑑査内容（すべて1日量として計算せよ）

ブドウ糖投与量：＿＿＿＿＿＿＿＿＿＿＿g
ブドウ糖濃度：＿＿＿＿＿＿＿＿＿＿＿%
NPC/N：＿＿＿＿＿＿＿＿＿＿
Na$^+$濃度：＿＿＿＿＿＿＿＿＿＿mEq/L
K$^+$投与量：＿＿＿＿＿＿＿＿＿＿mEq
K$^+$濃度：＿＿＿＿＿＿＿＿＿＿mEq/L
水分量：＿＿＿＿＿＿＿＿＿＿mL （製剤の水分量＿＿＿＿＿mL＋代謝水＿＿＿＿＿mL）

72

9. B.W.：60 kg の患者に対する以下の処方内容を鑑査して問題点があれば指摘しなさい（正しい場合もあります）．輸液一覧表は自由に使ってください．

※（a）＋（b）＋（c）＋（d）を1つの輸液処方として考えて鑑査を行う．

Rp. ⑨

　（a）ハイカリック®RF　1,000 mL
　　　ビタジェクト®　1 set 10 mL

　（b）ピーエヌツイン®1号　1,000 mL
　　　エレメンミック®注キット　2 mL

　（c）20％イントラリポス®　100 mL

　（d）ファモチジン注射液20 mg　2 mL

　　処方鑑査内容（すべて1日量として計算せよ）

　ブドウ糖投与量：＿＿＿＿＿＿＿＿＿＿＿＿ g
　ブドウ糖濃度：＿＿＿＿＿＿＿＿＿＿＿ ％
　NPC/N：＿＿＿＿＿＿＿＿＿＿
　Na⁺濃度：＿＿＿＿＿＿＿＿＿＿＿ mEq/L
　K⁺投与量：＿＿＿＿＿＿＿＿＿＿＿ mEq
　K⁺濃度：＿＿＿＿＿＿＿＿＿＿＿ mEq/L
　水分量：＿＿＿＿＿＿＿＿＿＿ mL　（製剤の水分量＿＿＿＿＿ mL＋代謝水＿＿＿＿＿ mL）

10. B.W.：60 kg の患者に対する以下の処方内容を鑑査して問題点があれば指摘しなさい（正しい場合もあります）．輸液一覧表は自由に使ってください．

※（a）＋（b）＋（c）を1つの輸液処方として考えて鑑査を行う．

Rp. ⑩

　（a）アミノレバン®　1,000 mL
　　　ビタジェクト®　1 set 10 mL

　（b）ソリタ®T-3号　1,000 mL
　　　エレメンミック®注キット　2 mL

（c）20％イントラリポス®　200 mL

処方鑑査内容（すべて1日量として計算せよ）

ブドウ糖投与量：_____ g
ブドウ糖濃度：_____ ％
NPC/N：_____
Na^+濃度：_____ mEq/L
K^+投与量：_____ mEq
K^+濃度：_____ mEq/L
水分量：_____ mL　（製剤の水分量_____ mL＋代謝水_____ mL）

11. B.W.：60 kg の患者に対する以下の処方内容を鑑査して問題点があれば指摘しなさい（正しい場合もあります）．輸液一覧表は自由に使ってください．
※（a）＋（b）＋（c）＋（d）を1つの輸液処方として考えて鑑査を行う．

Rp. ⑪
　（a）ハイカリック®NC-N　700 mL
　　　アミゼット®B　300 mL
　　　ビタジェクト®　1 set 10 mL

　（b）ハイカリック®NC-H　700 mL
　　　アミゼット®B　300 mL
　　　エレメンミック®注キット　2 mL

　（c）20％イントラリポス®　100 mL

　（d）ファモチジン注射液 20 mg　2 mL

処方鑑査内容（すべて1日量として計算せよ）

ブドウ糖投与量：_____ g
ブドウ糖濃度：_____ ％
NPC/N：_____

Na$^+$濃度： _____ mEq/L

K$^+$投与量： _____ mEq

K$^+$濃度： _____ mEq/L

水分量： _____ mL （製剤の水分量_____ mL ＋代謝水_____ mL）

12. B.W.：60 kg の患者に対する以下の処方内容を鑑査して問題点があれば指摘しなさい（正しい場合もあります）．輸液一覧表は自由に使ってください．

※（a）＋（b）＋（c）を1つの輸液処方として考えて鑑査を行う．

Rp. ⑫

　（a）ハイカリック®NC-N　700 mL

　　　アミゼット®B　300 mL

　（b）ハイカリック®NC-H　700 mL

　　　アミゼット®B　300 mL

　　　エレメンミック®注キット　2 mL

　（c）20％イントラリポス®　100 mL

　　処方鑑査内容（すべて1日量として計算せよ）

ブドウ糖投与量： _____ g

ブドウ糖濃度： _____ ％

NPC/N： _____

Na$^+$濃度： _____ mEq/L

K$^+$投与量： _____ mEq

K$^+$濃度： _____ mEq/L

水分量： _____ mL （製剤の水分量_____ mL ＋代謝水_____ mL）

13. B.W.：60 kg の患者に対する以下の処方内容を鑑査して問題点があれば指摘しなさい（正しい場合もあります）．輸液一覧表は自由に使ってください．

※ (a) ＋ (b) ＋ (c) ＋ (d) を 1 つの輸液処方として考えて鑑査を行う．

Rp. ⑬
    (a) ハイカリック®NC-N　700 mL
        アミゼット®B　300 mL
        ビタジェクト®　1 set 10 mL

    (b) ハイカリック®NC-H　700 mL
        アミゼット®B　300 mL

    (c) 20％イントラリポス®　100 mL

    (d) ファモチジン注射液 20 mg　2 mL

    処方鑑査内容（すべて 1 日量として計算せよ）

ブドウ糖投与量：＿＿＿＿＿＿＿＿＿＿ g
ブドウ糖濃度：＿＿＿＿＿＿＿＿＿＿ %
NPC/N：＿＿＿＿＿＿＿＿＿
Na⁺濃度：＿＿＿＿＿＿＿＿＿ mEq/L
K⁺投与量：＿＿＿＿＿＿＿＿＿ mEq
K⁺濃度：＿＿＿＿＿＿＿＿＿ mEq/L
水分量：＿＿＿＿＿＿＿＿＿ mL　（製剤の水分量＿＿＿＿ mL＋代謝水＿＿＿＿ mL）

14. B.W.：60 kg の患者に対する以下の処方内容を鑑査して問題点があれば指摘しなさい（正しい場合もあります）．輸液一覧表は自由に使ってください．

※ (a) ＋ (b) を 1 つの輸液処方として考えて鑑査を行う．

Rp. ⑭
    (a) ハイカリック®NC-N　700 mL
        アミゼット®B　300 mL
        ビタジェクト®　1 set 10 mL

(b) ハイカリック®NC-H　700 mL

　　アミゼット®B　300 mL

　　エレメンミック®注キット　2 mL

処方鑑査内容（すべて1日量として計算せよ）

ブドウ糖投与量：＿＿＿＿＿＿＿＿＿＿＿g

ブドウ糖濃度：＿＿＿＿＿＿＿＿＿＿＿％

NPC/N：＿＿＿＿＿＿＿＿＿＿＿

Na$^+$濃度：＿＿＿＿＿＿＿＿＿＿＿mEq/L

K$^+$投与量：＿＿＿＿＿＿＿＿＿＿＿mEq

K$^+$濃度：＿＿＿＿＿＿＿＿＿＿＿mEq/L

水分量：＿＿＿＿＿＿＿＿＿＿＿mL　（製剤の水分量＿＿＿＿＿＿mL＋代謝水＿＿＿＿＿＿mL）

15．B.W.：60 kg の患者に対する以下の処方内容を鑑査して問題点があれば指摘しなさい（正しい場合もあります）．輸液一覧表は自由に使ってください．

※（a）＋（b）＋（c）＋（d）を1つの輸液処方として考えて鑑査を行う．

Rp. ⑮

　　(a) ハイカリック®NC-N　700 mL

　　　　アミゼット®B　200 mL

　　　　ビタジェクト®　1 set 10 mL

　　(b) ハイカリック®NC-H　700 mL

　　　　アミゼット®B　200 mL

　　　　エレメンミック®注キット　2 mL

　　(c) 20％イントラリポス®　100 mL

　　(d) ファモチジン注射液 20 mg　2 mL

処方鑑査内容（すべて1日量として計算せよ）

ブドウ糖投与量：＿＿＿＿＿＿＿＿＿＿＿g

ブドウ糖濃度：＿＿＿＿＿＿＿＿＿＿＿％

NPC/N：_____

Na$^+$濃度：_____ mEq/L

K$^+$投与量：_____ mEq

K$^+$濃度：_____ mEq/L

水分量：_____ mL　（製剤の水分量　mL＋代謝水　mL）

16. B.W.：60 kg の患者に対する以下の処方内容を鑑査して問題点があれば指摘しなさい（正しい場合もあります）．輸液一覧表は自由に使ってください．

※（a）＋（b）＋（c）を 1 つの輸液処方として考えて鑑査を行う．

Rp. ⑯

(a) ハイカリック®NC-N　700 mL

　　10％ NaCl 40 mL

　　アミゼット®B　300 mL

　　ビタジェクト®　1 set 10 mL

(b) ハイカリック®NC-H　700 mL

　　10％ NaCl 40 mL

　　アミゼット®B　300 mL

　　エレメンミック®注キット　2 mL

(c) 20％イントラリポス®　100 mL

処方鑑査内容（すべて 1 日量として計算せよ）

ブドウ糖投与量：_____ g

ブドウ糖濃度：_____ ％

NPC/N：_____

Na$^+$濃度：_____ mEq/L

K$^+$投与量：_____ mEq

K$^+$濃度：_____ mEq/L

水分量：_____ mL　（製剤の水分量_____mL＋代謝水_____mL）

17. B.W.：60 kg の患者に対する以下の処方内容を鑑査して問題点があれば指摘しなさい（正しい場合もあります）．輸液一覧表は自由に使ってください．

※（a）＋（b）＋（c）＋（d）を1つの輸液処方として考えて鑑査を行う．

Rp. ⑰
　（a）ハイカリック®RF　1,000 mL
　　　アスパラ®カリウム注　20 mL
　　　ビタジェクト®　1 set 10 mL

　（b）ピーエヌツイン®1号　1,000 mL
　　　エレメンミック®注キット　2 mL

　（c）20%イントラリポス®　100 mL

　（d）ファモチジン注射液 20 mg　2 mL

　処方鑑査内容（すべて1日量として計算せよ）

ブドウ糖投与量：_____ g
ブドウ糖濃度：_____ %
NPC/N：_____
Na⁺濃度：_____ mEq/L
K⁺投与量：_____ mEq
K⁺濃度：_____ mEq/L
水分量：_____ mL　（製剤の水分量_____ mL＋代謝水_____ mL）

18. B.W.：60 kg の患者に対する以下の処方内容を鑑査して問題点があれば指摘しなさい（正しい場合もあります）．輸液一覧表は自由に使ってください．

※（a）＋（b）＋（c）を1つの輸液処方として考えて鑑査を行う．

Rp. ⑱
　（a）アミノレバン®　1,000 mL
　　　ビタジェクト®　1 set 10 mL

　（b）ソリタ®T-3号　1,000 mL

アミゼット®B　200 mL

エレメンミック®注キット　2 mL

（c）20％イントラリポス®　100 mL

処方鑑査内容（すべて1日量として計算せよ）

ブドウ糖投与量：＿＿＿＿＿＿＿＿＿＿＿＿g

ブドウ糖濃度：＿＿＿＿＿＿＿＿＿＿＿＿％

NPC/N：＿＿＿＿＿＿＿＿＿＿＿＿

Na⁺濃度：＿＿＿＿＿＿＿＿＿＿＿＿mEq/L

K⁺投与量：＿＿＿＿＿＿＿＿＿＿＿＿mEq

K⁺濃度：＿＿＿＿＿＿＿＿＿＿＿＿mEq/L

水分量：＿＿＿＿＿＿＿＿＿＿＿＿mL　（製剤の水分量＿＿＿＿＿＿mL＋代謝水＿＿＿＿＿＿mL）

19. B.W.：60 kg の患者に対する以下の処方内容を鑑査して問題点があれば指摘しなさい（正しい場合もあります）．輸液一覧表は自由に使ってください．

※（a）＋（b）＋（c）＋（d）を1つの輸液処方として考えて鑑査を行う．

Rp.⑲

（a）ハイカリック®NC-N　700 mL

ソリタ®T-3号　500 mL

ビタジェクト®　1 set 10 mL

（b）ハイカリック®NC-H　700 mL

アミゼット®B　300 mL

エレメンミック®注キット　2 mL

（c）20％イントラリポス®　100 mL

（d）ファモチジン注射液20 mg　2 mL

処方鑑査内容（すべて1日量として計算せよ）

ブドウ糖投与量：＿＿＿＿＿＿＿＿＿＿ g

ブドウ糖濃度：＿＿＿＿＿＿＿＿＿＿ ％

NPC/N：＿＿＿＿＿＿＿＿＿＿

Na$^+$濃度：＿＿＿＿＿＿＿＿＿＿ mEq/L

K$^+$投与量：＿＿＿＿＿＿＿＿＿＿ mEq

K$^+$濃度：＿＿＿＿＿＿＿＿＿＿ mEq/L

水分量：＿＿＿＿＿＿＿＿＿＿ mL　（製剤の水分量＿＿＿＿＿＿ mL＋代謝水＿＿＿＿＿＿ mL）

20. B.W.：60 kg の患者に対する以下の処方内容を鑑査して問題点があれば指摘しなさい（正しい場合もあります）．輸液一覧表は自由に使ってください．

※（a）＋（b）＋（c）を1つの輸液処方として考えて鑑査を行う．

Rp. ⑳

(a) ハイカリック®NC-L　700 mL

　　アミゼット®B　300 mL

　　ビタジェクト®　1 set 10 mL

(b) ハイカリック®NC-L　700 mL

　　アミゼット®B　300 mL

　　エレメンミック®注キット　2 mL

(c) 20％イントラリポス®　200 mL

処方鑑査内容（すべて1日量として計算せよ）

ブドウ糖投与量：＿＿＿＿＿＿＿＿＿＿ g

ブドウ糖濃度：＿＿＿＿＿＿＿＿＿＿ ％

NPC/N：＿＿＿＿＿＿＿＿＿＿

Na$^+$濃度：＿＿＿＿＿＿＿＿＿＿ mEq/L

K$^+$投与量：＿＿＿＿＿＿＿＿＿＿ mEq

K$^+$濃度：＿＿＿＿＿＿＿＿＿＿ mEq/L

水分量：＿＿＿＿＿＿＿＿＿＿ mL　（製剤の水分量＿＿＿＿＿＿ mL＋代謝水＿＿＿＿＿＿ mL）

第5章 輸液モニタリング

　中心静脈栄養療法（TPN）を安全に施行していくためには，合併症予防のために経時的に患者モニタリングを継続することに尽きる．TPN施行時に実施すべき検査を表5-1に示した．

表5-1　静脈栄養療法施行時の定期検査

体重		2〜3/週
尿	尿量，比重	毎日
	糖，タンパク，ケトン体	1〜2/週
	電解質（Na^+，K^+，Cl^-，P^{2+}，Ca^{2+}，Mg^{2+}）	1〜2/週
	尿素窒素，クレアチニン	1〜2/週
血液	血液一般	1〜2/週
	総タンパク，アルブミン	1〜2/週
	血糖	頻回（少なくとも1〜2/日）
	腎機能（尿素窒素，クレアチニン）	1〜2/週
	電解質（Na^+，K^+，Cl^-，P^{2+}，Ca^{2+}，Mg^{2+}）	1〜2/週
	肝機能（ALT，AST，LDH etc.）	1〜2/週
	血液ガス（酸・塩基平衡）	必要時
窒素バランス		1〜2/週
胸部X線撮影		1/2週
ECG		1/2週
細菌検査		カテーテル敗血症を疑う時
		カテーテル先端，カテーテル穿刺部スメアー
		血液（動脈もしくは静脈）培養
		カテーテルからの逆流血培養

　TPN施行時の合併症には以下の3つがある．

1) カテーテル留置（挿入時）に伴う合併症

2) 輸液ルートに関する合併症

3) 代謝に関する合併症

　本章では，薬剤師がイニシアティブを取らなければならない3）について概説する．

5-1　高血糖（投与速度，glycation，脱水，意識障害）

　高濃度の糖質を血管内へ投与するため，開始時には最低2回/週，侵襲時には頻回（8時間ごとなど）に行う．血糖値は140〜200 mg/dLに保つ．その為にはブドウ糖投与速度は5 mg/kg/min/day未満にする（表5-2）．

表 5-2　侵襲下における glucose 投与の限界

4 mg/kg/min/day（一般的には 5 mg/kg/min/day とされているが）
　B.W. 40 kg の場合：$4 \times 40 \times 60 \times 24 \div 1,000 = 230.4$ g/day
　　ハイカリック®NC-L 700 mL：480 kcal（120 g）
　　エルネオパ®1 号 1,000 mL：480 kcal（120 g）

　　　　　　　　　　　　　　　　　　　　　　　　　　2 sets は overloading

50%ブドウ糖注（200）：400 kcal（100 g） や PPN 製剤との組み合わせ必要
　　ハイカリック®NC-N 700 mL：700 kcal（175 g）
　　エルネオパ®2 号 1,000 mL：700 kcal（175 g）
　2 sets 投与できる人は B.W. > 60 kg の患者のみ.
　（$4 \times 60 \times 60 \times 24 \div 1,000 = 345.6$ g/day）
Fat（脂肪乳剤）は適切に利用しているか？（呼吸商も考える）

　高血糖を示す場合，脱水がない限りレギュラーインスリンの皮下注をスライディングスケールなどに沿って投与する（表 5-3）．TPN 輸液にインスリンを混合する方法（糖質 10 g：速効型インスリン 1 単位）もあるが，輸液バッグへの吸着や配合変化の観点（図 5-1）から第一選択にはならない．高血糖が持続すれば，高浸透圧性利尿による脱水・意識障害（高血糖高浸透圧症候群）や血管内皮細胞の傷害（glycation），さらには好中球機能低下による易感染性につながる．その防止のためには，導入時投与速度を 0.5～1 時間程度 1/2 にし身体を馴化させる（インスリン分泌促進）ことや意識状態・尿量・心拍数・K^+等のモニタリングを行う（図 5-2）．

表 5-3　スライディングスケールの一例（著者実施例）
（高血糖緊急症にて入院となった場合のスライディングスケール）

血糖測定の結果からヒューマリン®R（100 units/mL）の追加量を決定する

①	血糖：80 mg/dL 以下 →	50% glucose 20 mL 2 A 静注
②	血糖：81～150 mg/dL →	observation
③	血糖：151～200 mg/dL →	ヒューマリン®R 0～4 units 皮下注
④	血糖：201～250 mg/dL →	ヒューマリン®R 4～8 units 皮下注
⑤	血糖：251～300 mg/dL →	ヒューマリン®R 8～12 units 皮下注
⑥	血糖：301～350 mg/dL →	ヒューマリン®R 12～16 units 皮下注
⑦	血糖：351～400 mg/dL →	ヒューマリン®R 16～20 units 皮下注
⑧	血糖：401 mg/dL 以上 →	持続静注

※ヒューマリン®R：速効型ヒトインスリンの商品名

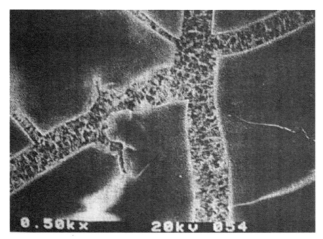

図 5-1 配合変化の一例（自験例：インスリンと亜鉛の複合体）

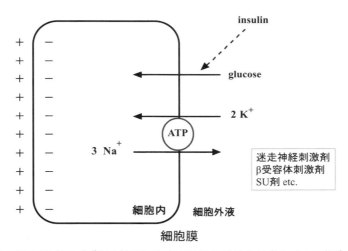

図 5-2 GIK 療法の模式図（ブドウ糖の細胞内取り込みにはカリウムイオン細胞内移行が伴う）

5-2 低血糖（意識障害，投与速度，脳・赤血球）

　脳細胞と赤血球が利用できるエネルギー基質はブドウ糖のみであるため，低血糖は危険である．脳細胞に不可逆的な影響が生じる可能性や意識障害による（転倒などによる）外科的外傷のリスクもあり避けなければならない．その為には，TPN は急激に中止せずに投与速度を 0.5～1 時間程度 1/2 に落とし身体を馴化させて（インスリン分泌抑制）から中止とするか，5～10％ブドウ糖濃度の輸液を 1 本はさんで（250～500 mL）から中止とするのが安全である．その他の低血糖には可及的速やかにブドウ糖 10 g（40 kcal）を経口投与する．経口投与が無理な場合は 50％ブドウ糖注射液 20 mL あるいは 20％ブドウ糖注射液 40 mL を静脈内投与すれば意識は速やかに回復する．

5-3 必須脂肪酸欠乏症（皮膚症状，エイコサノイド：eicosanoid）

二重結合を2個以上持つ多価不飽和脂肪酸はヒト生体内で合成できないため必須脂肪酸と呼ばれる．無脂肪のTPNでは比較的短期間で必須脂肪酸欠乏症に陥る．症状は鱗屑状皮膚炎（エナメル化・脆弱化）・脱毛・血小板減少等である．その防止のためには1日投与エネルギー量（TEE）の20〜30％を脂肪で投与することが望ましいとされる．また，TEEの1〜4％をリノー

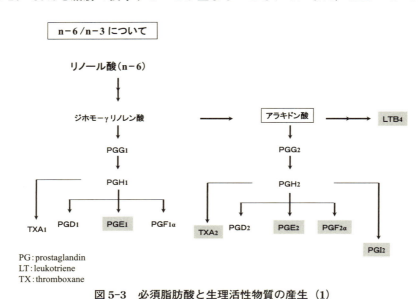

図5-3 必須脂肪酸と生理活性物質の産生（1）
n-6系の必須脂肪酸は生理（炎症）活性の高いエイコサノイドを産生する．

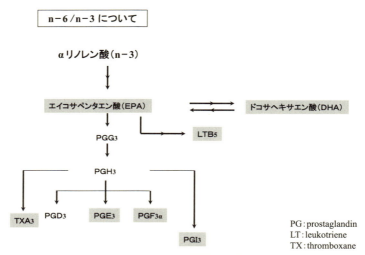

図5-4 必須脂肪酸と生理活性物質の産生（2）
n-3系の必須脂肪酸は生理（炎症）活性の低い（アラキドン酸カスケードを相対的に抑制する）エイコサノイドを産生する．

ル酸として，また 0.2〜0.3％を α リノレン酸として投与すると必須脂肪酸欠乏症は予防できる．わが国の脂肪乳剤は 60％がリノール酸と α リノレン酸で構成されており，換算すると 20％脂肪乳剤 100〜250 mL を週 2 回投与すれば予防できる．さらに，脂質は各種エイコサノイドの基質でもあるため，恒常性維持のためにも欠乏症にならないように留意しなければならない（図 5-3，図 5-4）．

　脂質は 0.1 g/kg/h 以下の速度で投与する．脂肪乳剤が有効利用されるには，LPL で脂肪酸に加水分解される必要がある．LPL は血中の HDL に含有されるが，その酵素量が律速であり，前出の速度で世界的コンセンサスが得られている（図 5-5）．20％脂肪乳剤 100 mL を体重 60 kg の患者へ投与する際は，$20/0.1 \times 60 ≒ 3.3$（h）となる．検査値としては，血清トリグリセライド濃度として，300〜400 mg/dL までが許容範囲とされている．

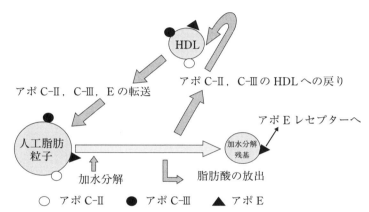

人工脂肪粒子は図中で HDL よりアポ蛋白 C-II，C-III と E の転送を受けて，血管内で加水分解を受ける．アポ蛋白 C-II，C-III は HDL に戻り，E は加水分解残基に残り，肝細胞の E レセプターに認識される．

図 5-5　人工脂肪粒子の代謝とリポ蛋白化
（入山圭二（2009）外科と代謝・栄養，43, p.89-93 より改変）

5-4　肝機能異常（ALT ＞ AST，脂肪肝）

　まず，消化管を使用しないことから胆汁うっ滞が生じやすい．それが，胆嚢炎や胆石症に移行する場合もあるので注意が必要である．次に，ブドウ糖の過剰負荷により肝実質障害が生じる．検査値が ALT ＞ AST を呈するのが特徴である（通常は，酵素量を反映して AST ＞ ALT であるが，ALT の分布が門脈付近に集中しているためこのようになる）．これを，糖毒性という．また，過剰投与されたブドウ糖は脂肪として体内に蓄えられる（図 5-6）．それらを防止するためには，ブドウ糖投与速度と量について表 5-2 に示す原則を遵守しなければならない．過剰のブドウ糖負荷に陥らないためにも TPN 施行時には脂肪乳剤を適切に併用して患者が必要とする NPC を満たすようにする．

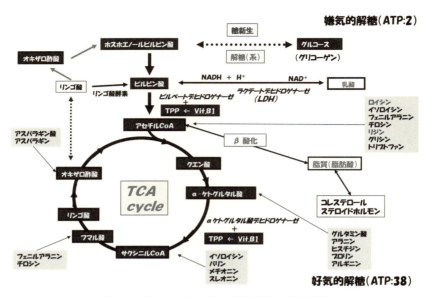

図 5-6　糖・アミノ酸・脂肪代謝の相互関係

5-5　腎機能異常（NPC/N，BUN，Cr，腎前性腎不全）

　水分負荷過少やアミノ酸過剰負荷によって容易に腎前性腎不全に陥るため留意が必要である．水分についてはその出納を毎日計測する．バランスシート（表5-4）を用いるのも一法である．アミノ酸負荷については処方設計時・変更時には必ず NPC/N が適正であるかを確認し，また，BUN の上昇（アミノ酸負荷過剰）に注意してクレアチニン（Cr）上昇を伴う腎機能障害を避けなければならない．

表 5-4　水分出納モニタリングに用いられるバランスシートの一例

Balance sheet for CHF patient

Name：		Age：		Sex：(M・F)		B.W.：		kg	
食事メニュー：			（水分量：		mL）（			kcal）	
		/	/	/	/	/	/	/	/
《In》	DIV								
	diet								
	代謝水								
	飲水								
	その他								
	total								
《Out》	Hr.								
	不感蒸泄								
	その他								
	total								
Balance									

表5-5　水分出納モニタリングに用いられるバランスシートの一例（著者実施例）

Balance sheet for CHF patient

Name：K.S.　　　　　　　　　Age：79　　　Sex：(M・Ⓕ)　　B.W.：46　　　　　　kg

食事メニュー：　　　　　　　　（水分量：　　　　　　mL)　(　　　　　　　　kcal)

		4月10日	/11	/12	/13	/14	/15	/16	/17	/18
《In》	DIV	1,722	1,316	1,316	725	724	725	746	0	0
	diet	0	0	0	650	650	650	650	1,300	1,300
	代謝水	18	42	42	112	112	112	112	140	140
	飲水	300	300	300	300	300	300	300	300	300
	その他	0	0	0	0	0	0	0	0	0
	totaI	2,040	1,658	1,658	1,799	1,786	1,787	1,696	1,740	1,740
《Out》	Hr.	3,022	1,452	1,568	1,560	1,991	1,772	1,310	1,250	1,100
	不感蒸泄	690	690	690	690	690	690	690	690	690
	その他	0	0	0	0	0	0	0	0	0
	total	3,712	2,142	2,258	2,250	2,681	2,462	2,000	1,940	1,790
Balance		−1,672	−484	−600	−451	−895	−675	−304	−200	−50

代謝水：当院 NST においては，投与熱量の 10％とすることで統一している．

CHF：congestive heart failure （うっ血性心不全）

※本書では，13 mL/100 kcal を採用している．

5-6　水・電解質（投与量，GIK）

　水分出納に関しては前述のバランスシート（表5-4）等を利用して急性期を離脱するまで継続する．これを行うことで浮腫・胸水・肺水腫等へ陥ることを防止する．また，体重測定も有用である（表5-1）．

　TPN 施行時は，電解質チェックを定期的に行うのでその都度確認・調整を行う．また，ブドウ糖の代謝（解糖系・TCA サイクル）はリン酸化反応でありリン（P）を消費するので低リン血症に留意が必要である（図5-6）．低リン血症の症状としては，筋力低下・知覚異常・心不全等がある．さらに，ブドウ糖の細胞内取り込みに伴いカリウムイオンの細胞内移行も生じるので心室細動防止のために低カリウム血症にも注意が必要である（図5-2）．逆にカリウムの補給が不十分であると高血糖を呈する．

5-7　微量元素欠乏・過剰症（微量元素製剤の弱点，Mn）

　微量元素には，亜鉛（Zn）・銅（Cu）・マンガン（Mn）・鉄（Fe）・ヨウ素（I）・セレン（Se）・クロム（Cr）・モリブデン（Mo）・コバルト（Co）があるが，TPN 用微量元素製剤で補充できるのは亜鉛（Zn）・銅（Cu）・マンガン（Mn）・鉄（Fe）・ヨウ素（I）である．よって，セレン（Se）・クロム（Cr）・モリブデン（Mo）・コバルト（Co）の欠乏症に注意しなければならない．欠乏症や過剰症の症状から必要に応じ血清中濃度を測定するのが望ましい．ただし，測定が保険

適応を取得していないもの（Se・Mo・Co）もあり臨床では苦慮することも多い．詳細については，第3章を参照のこと．

5-8 ウェルニッケ脳症・乳酸アシドーシス（ビタミンB₁不足）

生命活動に必要な13種類のビタミンは製剤化されているためルーティン投与できる．しかし，そのことが欠乏症への気づきが遅れることにつながる危険があるので注意が必要である．病態によっては需要量が高まり，投与していても相対的に欠乏となることを念頭におかなければならない．特にビタミンB₁欠乏は可逆的なウェルニッケ（Werniche）脳症から不可逆的なコルサコフ

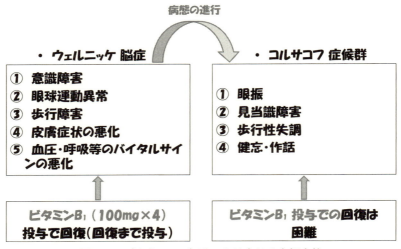

図5-7　ビタミンB₁欠乏により生じる中枢症状

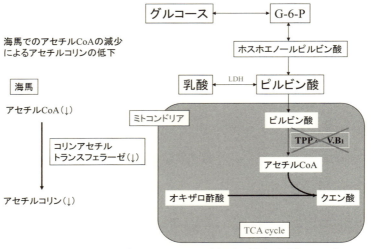

図5-8　ウェルニッケ脳症・コルサコフ症候群（中枢症状）の発症原因

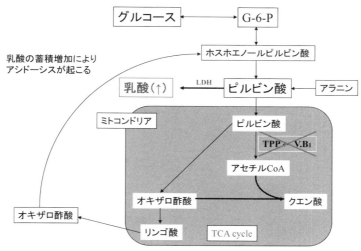

図 5-9　乳酸アシドーシス（末梢症状）の発症原因

(Korsakoff) 症候群に陥る危険があるので要注意である（図 5-7, 図 5-8, 図 5-9). ただし, 測定が保険適応を取得していないもの（ナイアシン・ビオチン・パントテン酸・ビタミン K）もあり臨床では苦慮することも多い. 詳細については, 第 3 章を参照のこと.

5-9　浮腫・肺水腫（スターリングの仮説）

　水分出納の重要性については前述した. しかし, それを行っていても低栄養や心不全などを合併している患者では, 浮腫や肺水腫を生じることがあるので留意が必要である.

　これを回避するには, 「スターリングの仮説」を理解しておく必要がある. 通常, 体内での水分出納・新陳代謝は図 5-10 に示したごとく, 圧力が平衡状態になっており浮腫は生じない仕組みになっている. しかし, 低アルブミン血症（低栄養）状態では図 5-11 のように膠質浸透圧が下がり, 血管内に水分を貯留することができなくなる. 逆に血管内に戻って来られない水分は間質（組織間）に貯留し浮腫となってあらわれる. 栄養状態の改善も同時に進めなければならない理由である. アルブミン 1 g は 18〜20 mL の水分を貯留する浸透圧を有する. また, 心不全を合併している場合は, 図 5-12 に示したように右心房の拡張不全のために心臓への血液還流が滞る. このために細静脈側の静水圧が上昇し, 右心房に戻り切れない水分が間質（組織間）に貯留し浮腫となってあらわれる. 利尿剤により循環血漿量の減少を図るとともに心不全の治療を同時に進めなければならない.

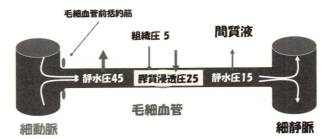

図 5-10 スターリングの仮説（平常時の平衡状態）

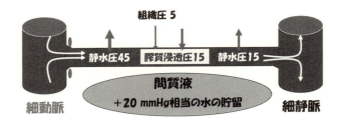

図 5-11 低アルブミン血症（低栄養状態）による浮腫

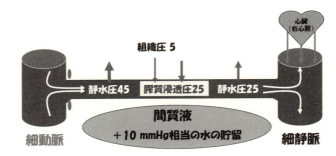

図 5-12 心不全（右心房への還流遅滞状態）による浮腫

第5章 輸液モニタリング **91**

5-10 リフィーディング症候群（re-feeding syndrome：急速過剰栄養）

　高度の栄養不良患者に急に大量の栄養を投与した場合に起こる合併症の総称である．栄養不良状態では遊離脂肪酸とケトン体を主なエネルギー源としており，大量の炭水化物を急に投与すると低リン血症・低マグネシウム血症・低カリウム血症に陥る．表5-6にその詳細を示した．また，炭水化物の投与により増加するインスリンの抗ナトリウム排泄増加作用による水分貯留作用が細胞外液を増加させ心臓代謝障害につながる場合もあり注意が必要である．一方，ブドウ糖の過剰投与は高血糖をきたし，浸透圧性利尿による脱水を生じる危険もある．呼吸器疾患を持つ患者では二酸化炭素産生量が増え，呼吸性アシドーシスが生じる．よって，栄養療法を開始してからの数日間は，この観点からも慎重なモニタリングが求められる．

表5-6　リフィーディング症候群（急速過剰栄養）に伴う合併症

合併症	原因	症状	対策
高血糖	インスリン不耐症	浸透圧利尿 脱水 意識障害	血糖測定 糖負荷の軽減 インスリンの使用
浮腫・肺水腫	低アルブミン血症 水分負荷	浮腫 呼吸困難	低アルブミン血症の改善 水分負荷の軽減
低リン血症	潜在的リン不足 糖負荷によるリン要求性の増加	意識障害 痙攣	血清リンの測定 リンの補充
低マグネシウム血症	潜在的マグネシウム不足	振戦 心電図異常	マグネシウムの補充
低カリウム血症	潜在的カリウム不足 糖負荷によるカリウムの細胞内移行	不整脈	カリウムの補充
高乳酸血症	乳酸血症を生じやすい身体状況 潜在的ビタミン不足	脱力 意識障害	血液ガス分析 ビタミン B_1 大量投与
脂肪肝	カロリー過剰	無症状	カロリー減少 脂肪乳剤の併用 経腸栄養の併用

5-11 酸・塩基平衡異常（ブドウ糖，CO_2，滴定酸度）

1) 呼吸性アシドーシス

　ブドウ糖が過剰投与された場合は，二酸化炭素の発生が増加する（呼吸商1.0）．そのため，COPDなどの基礎疾患がある患者では注意が必要である．ブドウ糖過剰にならないためには，適切な脂肪乳剤の併用が必須である（表3-1，表5-2）．

2）代謝性アシドーシス

　ビタミン B_1 欠乏による乳酸アシドーシスについては先に述べた．その他に輸液の滴定酸度によって生じる場合がある．TPN 輸液には高濃度のブドウ糖の酸化防止・リン酸イオンとカルシウムイオンの同時配合のために酸が加えられている．これらは添付文書に表示義務がない（表5-7）．そのため滴定酸度を把握し腎機能低下者や高齢者にはできるだけこれらが低い製剤を選択するか，あるいは血液ガスモニターを厳密に行う必要がある（表5-8）．

表 5-7　医療用医薬品添加物で名称および成分量の記載義務のない成分

医薬品の種類	記載義務のない成分	
注射剤 （体液用剤， 人工灌流用剤， 粉末注射剤を 含む）	1.　塩化カルシウム 2.　塩化カリウム 3.　塩化ナトリウム 4.　塩酸 5.　クエン酸 6.　クエン酸ナトリウム 7.　コハク酸 8.　酢酸（氷酢酸，無水酢酸含む） 9.　酢酸カリウム 10.　酢酸ナトリウム 11.　酒石酸 12.　水酸化カリウム 13.　水酸化ナトリウム 14.　注射用水 15.　生理食塩液	16.　炭酸ナトリウム 17.　炭酸水素ナトリウム 18.　乳酸 19.　乳酸ナトリウム 20.　マレイン酸 21.　硫酸 22.　リン酸 23.　リン酸カリウム 24.　リン酸ナトリウム 25.　リン酸水素カリウム 26.　リン酸水素カルシウム 27.　リン酸二水素カリウム 28.　リン酸水素ナトリウム 29.　リン酸二水素ナトリウム

（昭和 63 年 10 月 1 日　薬発第 853 号　厚生省　薬務局長通知）

第5章　輸液モニタリング　**93**

表 5-8　栄養療法に用いられる市販 TPN-PPN 輸液製剤の pH と滴定酸度

輸液名	pH	滴定酸度 (m Eq/L)	輸液名	pH	滴定酸度 (m Eq/L)	輸液名	pH	滴定酸度 (m Eq/L)
ハイカリック®1号	4.58	30.4	アミゼット®B	7.01	18.53	ピーエヌツイン®1号	4.98	31.2
ハイカリック®2号	4.55	30.6	アミニック®	6.48	7.15	ピーエヌツイン®2号	5.07	32.8
ハイカリック®3号	4.11	45.3	アミパレン®	7.03	8.45	ピーエヌツイン®3号	5.12	34.4
ハイカリック®NC-L	4.78	23.8	テルアミノ®12	6.48	17.21	アミノトリパ®1号	5.58	22.6
ハイカリック®NC-N	4.74	24.1	プロテアミン®12	6.28	26.76	アミノトリパ®2号	5.53	26.0
ハイカリック®NC-H	4.67	24.3						
ハイカリック®RF	4.44	4.7	モリプロン®F	5.98	37.95	ユニカリック®L	4.44	43.3
			イスポール®12%	5.9	28.92	ユニカリック®N	4.37	48.1
カリナリー®L	4.41	26.4	モリアミン®S	5.95	22.74			
カロナリー®M	4.39	25.9				フルカリック®1号	4.94	29.97
カロナリー®H	4.33	26.1	アミノレバン®	5.75	23.34	フルカリック®2号	4.96	30.01
			モリヘパミン®	7.09	3.88	フルカリック®3号	5.07	32.49
トリパレン®1号	4.59	21.4	ネオアミユー®	6.83	6.44			
トリパレン®2号	4.55	16.9	キドミン®	6.71	14.05	ネオパレン®1号	6.78	14.25
			プレアミン®P	6.48	25.1	ネオパレン®2号	6.59	25.00
リハビックス®-K1号	5.07	10.6	プラスアミノ®	4.48	22.62	エルネオパ®1号	5.1	22.84
リハビックス®-K2号	4.92	19.3	アミカリック®	5.02	19.76	エルネオパ®2号	5.3	25.2
			マックアミン®	6.8	7.34	エルネオパ®NF1号		
			アミノフリード®	6.6	7.8	エルネオパ®NF2号		
			ツインパル®	6.68	7.53			
						ミキシッド®L	6.13	12.09
			ビーフリード®	6.71	6.85	ミキシッド®H	6.16	12.51
			パレセーフ®	6.81	5.68			
			アミグランド®	6.71	7.3	ハイカリック®NC-L+アミゼット®B	5.49	21.1
			パレプラス®	6.89	4.25	ハイカリック®NC-N+アミゼット®B	5.43	21.6
						ハイカリック®NC-H+アミゼット®B	5.2	26.56

░░░░：現在，販売されていない
（実測値）著者作成

コラム　**「兵糧攻め」の真実は「re-feeding syndrome」にあり**

　豊臣秀吉による鳥取城の兵糧攻めは有名です（天正8年：1581年）．圧倒的な兵力（2万人）で陸路・水路を断ち，財力で周辺地域の食物を買い占めて城内の兵や民を飢餓状態に追い込み，戦をほとんどせずに落城させた史実です．

　鳥取藩があてにしていた毛利軍からの援軍も上記の理由で秀吉軍の前に失敗します．毛利軍からの援軍をあてにしてもともと20日分の食糧（兵糧）しかなく，兵や民が大勢いた鳥取城内ではすぐに兵糧は尽きたとのことです．その後，食べられるもの（雑草・馬・畳等）は何でも食べつくしてしまい，残った人々はついに混乱状態へ陥りました．4か月が経過すると餓死者も出始め，その極限状態（死者の人肉を食べている者がいるとの噂が流れた）を見るに見かねた城主の吉川経家は自分の自決と引き換えに生き残った兵と民の命乞いを秀吉にしたのです．この申し出を受け入れた秀吉は開城後，大釜で粥を炊いて生き残った兵と民に振舞いました．餓えた者たちは我先に粥を貪

り食い，水を飲み，その結果多くの者たちが死んでいったのです．これで秀吉への抵抗勢力はほとんど残らなくなりました．

　実はこれが「re-feeding syndrome」です（feed は食物を与える，re は再びの意です）．これは慢性的で高度な栄養不良状態にある人に急に大量の栄養を投与した時に生じる代謝合併症の総称です．飢餓が続くと人は自身のタンパク質（筋肉等）・脂肪を熱源とします．摂取不足も重なり，ビタミン・微量元素も欠乏状態になります．ここに大量の炭水化物（ブドウ糖）やタンパク質（アミノ酸）を摂取（投与）すると，得られたブドウ糖を細胞内に取り込もうとインスリンが大量に分泌されます．そしてブドウ糖の取り込みと同時にリン・マグネシウムの消費とカリウムの細胞内移動が起こり，細胞外液中のそれらの濃度が下がり心機能にダメージを与えます（心電図異常⇒心室細動）．また，アミノ酸の大量摂取は飢餓で肝機能・腎機能が低下していた者にとってはアンモニア上昇による脳症や尿素窒素上昇による腎前性腎不全の発症リスクになります．更に急激な水分摂取は低アルブミン血症にある飢餓状態では血管内に水分を貯留できず浮腫となり，脳細胞中への急激な水分移動で脳神経を圧迫し意識障害をも起こしえます．すべてが必ず同時に起こるわけではありませんが，兵糧攻めを受けても何とか生き残っていた城内の兵や民はこれら複数の原因により，せっかく取りとめた命を結果的には落とすことになったのです．秀吉がここまで考えていたかは定かではありませんが，戦国時代の「兵糧攻め」の真価は，城内で飢餓に陥らせて戦意喪失させることはもちろん，開城後の re-feeding syndrome でさらに無血で敵を壊滅させるところにあったのです．

Key Words

モニタリング，高血糖，低血糖，必須脂肪酸欠乏症，肝機能異常，腎機能異常，水・電解質，微量元素欠乏症，微量元素過剰症，ウェルニッケ脳症，乳酸アシドーシス，浮腫・肺水腫，リフィーディング症候群，酸・塩基平衡異常

第6章 リスクマネジメント

輸液管理（処方設計・処方鑑査・輸液調製・患者モニタリング・輸液処方へのフィードバック）のすべての過程でリスクマネジメントは求められる．特に薬剤師は，薬物療法のリスクマネージャーであるのでその責任は重い．

本章では，多角的にリスクマネジメントに取り組めるようになるために重要な事項について学んでいく．

6-1　TPN 製剤の組成を理解することがリスクマネジメントにつながる

TPN 製剤は図 6-1 に示したような変遷を経ながら進化してきた．しかし，全製剤に一長一短があり，その特徴を理解して用いなければならない．

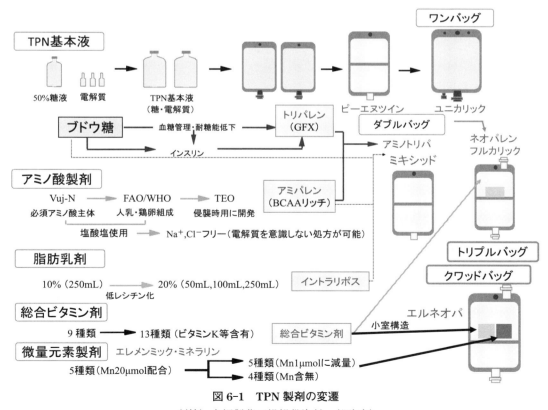

図 6-1　TPN 製剤の変遷
（（株）大塚製薬工場提供資料一部改変）

6-1-1　エネルギー基質の違いから，リスクマネジメントを考える

　TPN 製剤のエネルギー基質は糖質と脂質である．通常，アミノ酸は含めない．アミノ酸は筋タンパク・血漿タンパクを合成する基質であるからである．

　表 6-1，表 6-2 に示したように，糖質はトリパレン®・アミノトリパ®以外はすべてグルコースが用いられている．患者が糖尿病でも，インスリンを適宜併用しつつグルコースを用いる．脳細胞と赤血球が利用できるエネルギー基質がグルコースのみであるからである．トリパレン®・アミノトリパ®に採用されている GFX 処方（グルコース：フルクトース：キシリトール＝4：2：1）は，開発当初は TPN 施行時の高血糖防止等に有用とされていたが[1]，現在ではフルクトースとキシリトールが一般臨床で随時モニターできないため，その評価は不明である．また，唯一脂肪を含有する TPN 製剤としてミキシッド®がある．3 大栄養素のバランス面からは評価すべき製剤であるが，多剤混合が頻繁な臨床では ① 配合変化の確認ができない ② インラインフィルター（孔径 0.22 μm）を装着できない ③ 在宅医療に適応がない，等の理由から使用は敬遠されがちである．

　さらに，グルコースの投与速度と 1 日投与量についても各製剤を見極めて処方しなければならない．これについては，安定期：5 mg/kg/min/day，侵襲期：4 mg/kg/min/day を基準に製剤を選択する[2]（表 6-3）．

　体重 40 kg と 60 kg の患者について考えてみる．在宅移行や退院間近の安定期であれば前者で問題が起きる可能性は低いが，積極的治療が行われる侵襲期は，体重 40 kg で問題なく代謝できるブドウ糖量は，

　　$4 \times 40 \times 60 \times 24 \div 1{,}000 = 230.4$ g/day

までであり，製品名が「L」や「1 号」の製剤でも 1 日 2 セット投与は危険である．それらの half-day-bag が 480 kcal（ブドウ糖 120 g 含有）であり，2 セットで 230.4 g ＜ 240 g と過量投与となり，その糖毒性が危惧される．

　体重 60 kg で問題なく代謝できるブドウ糖量は，

　　$4 \times 60 \times 60 \times 24 \div 1{,}000 = 345.6$ g/day

であり製品名が「N」や「2 号」の製剤の 1 日 2 セット投与も同様の理由で危険である．それらの half-day-bag が 700 kcal（ブドウ糖 175 g 含有）であり，2 セットで 345.6 g ＜ 350 g と過量投与となる．製品名に「H」や「3 号」とある製剤はことさらである．その際は末梢静脈栄養輸液製剤（ブドウ糖 37.5 g：150 kcal）や 50％ブドウ糖 200 mL 製剤（ブドウ糖 100 g：400 kcal）との組み合わせを考えて処方する必要がある．血糖管理は 140～200 mg/dL が目安である[3]．

表 6-1　TPN 製剤一覧表

製品名	会社名	容量 (mL)	Na	K	Ca	Mg	Cl	P	acetate$^-$	lactate$^-$	gluconate$^-$	SO_4	citrate^{3-}	Zn	g	kcal	脂肪 (g)	亜硫酸塩 (mg)	総遊離アミノ酸 (g)	総窒素 (g)	NPC/N	pH	滴定酸度 (mEq/L)
ビーエスワイン®1号	エイワイファーマ	1,000	50						34						120	480		30	20	3.04	158	4.98	31.2
ビーエスワイン®2号		1,100		30	8	6	50	8	40	(−)	8	6	(−)	20	180	720	(−)	45	30	4.56	158	5.07	32.8
ビーエスワイン®3号		1,200	51						46						250.4	1,000	(−)	60	40	6.08	164	5.12	34.4
アミノトリパ®1号	大塚製薬工場	850	35	22	4	4	35	5	44	(−)	4	4	10	8	139.8[2]	560	(−)	595	25	3.92	143	5.58	22.6
アミノトリパ®2号		900	35	27	5	5		6	54	(−)	5	5	11	10	175.2[2]	700	(−)	630	30	4.7	149	5.53	26
ユニカリック®L	テルモ	1,000	40	27	6	6	55	8	10	35	6	5	(−)	20	125	500	(−)	480	25.03	3.89	128	4.44	43.3
ユニカリック®N				27	6	6	59	6	10				(−)		175	700	(−)		29.98	4.66	150	4.37	48.1
ネオパレン®1号	大塚製薬工場	1,000	50	22	4	4	50	5	47	(−)	(−)	4	4	20	120	480	(−)	15	20	3.13	153	5.69	13.6
ネオパレン®2号				27	5	5		6	53			5	12		175	700	(−)		30	4.7	149	5.46	24.5
フルカリック®1号	テルモ	903	50	30	8.5	10	49	8	11.9	30	8.5	(−)	(−)	20	120	480	(−)	108[3]	20	3.12	154	4.94	29.97
フルカリック®2号		1,003													175	700	(−)		30	4.68	150	4.96	30.01
フルカリック®3号		1,103													250	1,000	(−)		40	6.24	160	5.07	32.49
エルネオパ®1号	大塚製薬工場	1,000	50	22	4	4	50	5	41	12	8[1]	4	(−)	30	120	480	(−)	15	20	3.13	153	5.23	22.8
エルネオパ®2号				27	5	5		6	50	15	13[1]	5			175	700	(−)		30	4.7	149	5.42	25.2
ハイカリック®NC-L ＋アミゼット®B	テルモ	700 / 200	50	30	8.5	10	49	8.1	11.9	30	8.5	(−)	(−)	20	120	480	(−)	(−)	20	3.12	152	5.49	21.1
ハイカリック®NC-N ＋アミゼット®B		700 / 200													175	700	(−)			3.12	222	5.43	21.6
ハイカリック®NC-H ＋アミゼット®B		700 / 200													250	1,000	(−)			3.12	316	5.2	26.6
ミキシッド®-L	大塚製薬工場	900	35	27	8.5	5	44	150 mg	25	(−)	8.5	5	(−)	10	110	440	15.6	15	20	3.12	126	6.13	12.09
ミキシッド®-H		900					40.5	200 mg							150	600	19.8	(−)	30	4.61	170	6.16	12.51

1) succinate$^-$

2) アミノトリパの糖質はブドウ糖：果糖：キシリトール＝4：2：1の合計量

3) 亜硫酸塩リジンとして

※ pH、滴定酸度は実測値．その他はメーカー提供資料を基に著者作成

※ ユニカリックは 2016.3 にて経過措置終了

表 6-2　主要 TPN 用基本液一覧表

製品名	会社名	容量 (mL)	電解質量 (mEq, P：mmol, Zn：μmol)：容量あたり												ブドウ糖		pH	滴定酸度 (mEq/L)
			Na	K	Ca	Mg	Cl	P	$acetate^-$	$lactate^-$	$gluconate^-$	SO_4	$citrate^{3-}$	Zn	g	kcal		
ハイカリック®1号	テルモ	700	(−)	30	8.5	10	(−)	150	25	(−)	8.5	10	(−)	10	120	480	4.58	30.4
ハイカリック®2号			(−)	30	8.5	10	(−)	150	25	(−)	8.5	10	(−)	10	175	700	4.55	30.6
ハイカリック®3号			(−)	30	8.5	10	(−)	250	22	(−)	8.5	10	(−)	20	250	1,000	4.11	45.3
トリパレン®1号	大塚製薬工場	600	3	27	5	5	9	5	6	(−)	5	5	12	10	139.8[1]	560	4.59	21.4
トリパレン®2号			35	27	5	5	44	6	(−)	(−)	5	5	11		175.2[1]	700	4.55	16.9
リハビックス®K1号	エイワイファーマ	500	5	10	4	1	(−)	155	1	9	(−)	(−)	(−)	10	85	340	5.07	10.6
リハビックス®K2号			(−)	15	7.5	2.5	(−)	310	2.5	2.5	(−)	(−)	(−)		105	420	4.92	19.3
ハイカリック®NC-L	テルモ	700	50	30	8.5	10	49	8	11.9	30	8.5	(−)	(−)	20	120	480	4.78	23.8
ハイカリック®NC-N			50	30	8.5	10	49	8	11.9	30	8.5	(−)	(−)	20	175	700	4.74	24.1
ハイカリック®NC-H			50	30	8.5	10	49	8	11.9	30	8.5	(−)	(−)	20	250	1,000	4.67	24.3
カロナリー®-L	扶桑薬品工業	700	50	30	8.5	10	49	8	11.9	30	8.5	(−)	(−)	20	120	480	4.41	26.4
カロナリー®-M			50	30	8.5	10	49	8	11.9	30	8.5	(−)	(−)	20	175	700	4.39	25.9
カロナリー®-H			50	30	8.5	10	49	8	11.9	30	8.5	(−)	(−)	20	250	1,000	4.33	26.1
ハイカリック®RF[2]	テルモ	500	25	(−)	3	3	15	(−)	(−)	15	3	(−)	(−)	10	250	1,000	4.44	4.7

1) トリパレンの糖質はブドウ糖：果糖：キシリトール＝4：2：1の合計量
2) 他に 250, 1,000 mL 製剤あり
※ pH, 滴定酸度は実測値．その他はメーカー提供資料を基に著者作成

第6章　リスクマネジメント　**99**

表6-3　侵襲下における glucose 投与の限界

---

4 mg/kg/min/day（一般的には 5 mg/kg/min/day とされているが）

　B.W. 40 kg の場合：$4 \times 40 \times 60 \times 24 \div 1,000 = 230.4$ g/day

　　ハイカリック®NC-L 700 mL：480 kcal（120 g）

　　エルネオパ®1 号 1,000 mL：480 kcal（120 g）

　　　　　　　　　　　　　　　　　　　　　　　　　　　　2 sets は overloading

50％ブドウ糖注（200）：400 kcal（100 g）や PPN 製剤との組み合わせ必要

　　ハイカリック®NC-N 700 mL：700 kcal（175 g）

　　エルネオパ®2 号 1,000 mL：700 kcal（175 g）

　2 sets 投与できる人は B.W. ＞ 60 kg の患者のみ.

　（$4 \times 60 \times 60 \times 24 \div 1,000 = 345.6$ g/day）

Fat（脂肪乳剤）は適切に利用しているか？（呼吸商も考える）

6-1-2　アミノ酸組成の違いから，リスクマネジメントを考える

　TPN 製剤として用いられる高濃度アミノ酸輸液製剤を表6-4に示した．それらには濃度の違いの他にも処方構成の相違があり，それを理解した上で処方に組み入れることが重要である．

　1）Vuj-N 処方[4]

　11 種のアミノ酸（8 種の L 型アミノ酸とヒスチジン・アルギニン・グリシン）から成り，1946 年に Howe らが従来ラセミ体であったものをすべて L 型天然アミノ酸に置換し，嘔吐等の副作用を軽減させた処方である．モリアミン®S で採用されている．

　2）FAO/WHO 基準に準じた製剤

　国連食糧農業機関（FAO：Food and Agriculture Organization）と WHO が合同で 1965 年に見直した基準に準じた製剤である．トリプトファン・メチオニン・リジンの配合比を減少させ，E/N 比（必須 / 非必須アミノ酸）を 1 前後に集約させた．モリプロン®F で採用されている．

　3）人乳組成に準じた製剤[4]

　アミノ酸輸液の基準処方が単一アミノ酸ごとに計算され，その不自然さが指摘されたため，全必須アミノ酸量中の各アミノ酸重量比率（A/E：アミノ酸 / 必須アミノ酸）で検討する概念が提唱された．その際に比較基準アミノ酸パターン（reference amino acid pattern）を全卵または人乳タンパク質に求めたものである．プロテアミン®12 で採用されている．プロテアミン®12 はアミノ酸濃度が 12％で，水分負荷を抑えアミノ酸付加を増やしたい時に有用である．

　4）TEO 基準に準じた製剤[4]

　至適 E/N 比・BCAA（branched-chain amino acid：分岐鎖アミノ酸）配合比・非必須アミノ酸配合比をわが国のアミノ酸輸液検討会で再検討し，1976 年に発表された基準である．アラニンが増量，フェニルアラニン・グルタミン・アスパラギン酸・グリシンが減量され，侵襲期（術後早期等）に優れているとされる．アミゼット®B・アミパレン®・アミニック®で採用され，アミゼット®B がフルカリック®とユニカリック®に，アミパレン®がアミノトリパ®・ネオパレン®・エルネオパ®NF に応用されている．

表 6-4　TPN に用いられる高濃度アミノ酸輸液製剤

製品名	会社名	容量 (mL)	電解質量 (mEq)：容量あたり			アミノ酸濃度 (%)	総遊離アミノ酸量 (g)	総窒素量 (g)	処方型	pH	滴定酸度 (mEq/L)	キット製剤への組み合わせ
			Na	Cl	acetate$^-$							
モリアミン®S	エイワイファーマ	200	3.6	36.4	(−)	10	16.864	2.62	Vuj-N	5.95	22.74	
プロテアミン®12	テルモ	200	30	30	(−)	12	22.724	3.63	人乳組成	6.28	26.76	
モリプロン®F	エイワイファーマ	200	0.3	(−)	12	10	20	3.04	FAO/WHO	5.98	37.95	ピーエヌツイン®
アミゼット®B	テルモ	200	(−)	(−)	(−)	10	20	3.12	TEO	7.01	18.53	フルカリック®・ユニカリック®
アミパレン®	大塚製薬工場	200	0.4	(−)	24	10	20	3.13	TEO	7.03	8.45	アミノトリパ®・ネオパレン®・エルネオパ®
アミニック®	エイワイファーマ	200	0.58	(−)	16	10	20.07	3.04	TEO	6.48	7.15	
ネオアミユー®	エイワイファーマ	200	0.4	(−)	9.4	5.9	11.8	1.62	腎不全	6.83	6.44	
キドミン®	大塚製薬工場	200	0.4	(−)	9	7.2	14.41	2	腎不全	6.71	14.05	
アミノレバン®	大塚製薬工場	200							肝不全	5.78	25.19	
ヒカリレバン	光製薬	200	3	19	(−)	8	15.98	2.44	肝不全	5.61	28.81	
テルフィス®	テルモ	200							肝不全	5.97	23.3	
モリヘパミン®	エイワイファーマ	200	0.6	(−)	20	7.5	14.94	2.636	肝不全	7.09	3.88	
プレアミン®-P	扶桑薬品工業	200	0.6	(−)	16	7.6	15.2	2.35	小児用	6.48	25.1	

アミパレン®：他に 300, 400 mL 製剤あり
キドミン®：他に 300 mL 製剤あり
アミノレバン®・ヒカリレバン・テルフィス®：他に 500 mL 製剤あり
モリヘパミン®：他に 300, 500 mL 製剤あり
※ pH, 滴定酸度は実測値．その他はメーカー提供資料を基に著者作成
※ ユニカリックは 2016.3. にて経過措置終了

5）腎不全用製剤[4]

保存期腎不全患者ではタンパク質最終代謝産物の BUN の排泄が障害されるため，アミノ酸負荷絶対量は当然制限される．よって，アミノ酸含有率を総合アミノ酸製剤より抑えた 7.205％製剤のキドミン® と 5.9％製剤のネオアミユー® が供されている．ただし，両剤とも保存期腎不全患者の高 BUN 血症回避のために用いる製剤であり，栄養療法自体を考えた場合はアミノ酸投与絶対量が過少となり，含有アミノ酸バランスも不自然なことから長期間用いる製剤ではない（図 6-2）．高 BUN 血症が回避できた場合や透析移行した場合は，10〜12％総合アミノ酸製剤へ変更し TPN を行う．透析 1 回で 10〜12 g のアミノ酸が失われるからである[5]．決して，腎機能が悪いから"キドミン・ネオアミユー"と短絡的な選択をしてはならない．

6）肝不全用製剤[4]

肝性脳症を伴う肝不全時は肝代謝が主の含硫アミノ酸や AAA の血中濃度が上昇し，筋肉代謝が主の BCAA の血中濃度は低下する．血液脳関門での通過競合にもそれは当てはまり，通常あり得ないレベルで脳内へ多量の AAA（フェニルアラニン・チロシン・トリプトファン・メチオニン）の脳内侵入が生じる（図 6-3）．これによりドパミンやノルエピネフリン等の神経伝達物質の合成が抑制される．一方，オクトパミン・セロトニン・フェニルエチラミン等の偽性神経伝達物質（FNS：false neurotransmitter）が産生され，アンモニア血中濃度上昇と相俟って脳症が発現する（図 6-4）．以上を踏まえ，Fischer は BCAA 含量を増加させ含硫および AAA を減量した，

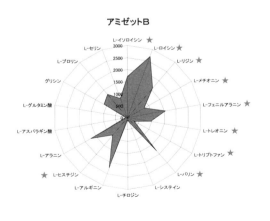

図 6-2　総合アミノ酸製剤と腎不全用アミノ酸製剤のアミノグラム

Fischer 比（BCAA/AAA）の高い処方を考案し肝性脳症を改善させた．アミノレバン® は Fischer 処方そのものである（Fischer 比：37.1）．

モリヘパミン® はさらにアルギニンを増量・フェニルアラニンを減量した製剤である（Fischer 比：54.1）．しかし，栄養療法自体を考えた場合，アミノ酸投与絶対量が過少となり，含有アミノ酸バランスも不自然なことから長期間用いる製剤ではない（図6-5）．すなわち，脳症が改善したら，10～12％総合アミノ酸製剤に変更しTPNを行う．決して，肝機能が悪いから"アミノレバン・モリヘパミン"と短絡的な選択をしてはならない．両剤の適応症は「慢性肝障害時の脳症の改善」のみである．アミノレバンには後発品としてヒカリレバンとテルフィス®が上市された（表6-5）．

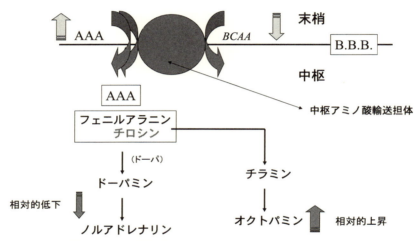

図 6-3　肝性脳症の発生機序（1）：オクトパミン説（偽性伝達物質の過剰産生）

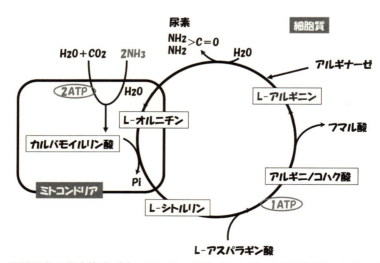

図 6-4　肝性脳症の発生機序（2）：アンモニア説（アルギニン投与不足によることも多い）

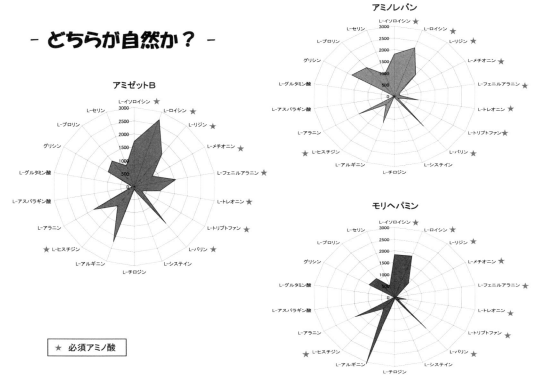

図 6-5　総合アミノ酸製剤と肝不全用アミノ酸製剤のアミノグラム

7）小児用総合アミノ酸製剤[4]

小児のアミノ酸輸液製剤を考える際，以下の事項が重要である．

① ヒスチジン・アルギニン・システイン・チロシンが必須アミノ酸扱いになる（肝機能が未熟な新生児・未熟児では転移反応に限界があるため）．

② グリシンの利用率が低い．

③ アスパラギン酸大量投与による視床下部神経細胞の変性を生じる危険性がある．

④ タウリンの必要性（母乳中には高濃度に含まれている）．

したがって，BCAA含有率を39％と上昇させチロシン・システイン含量を増加させフェニルアラニン・メチオニン・アスパラギン酸・グルタミン酸・グリシンを減量し，さらにタウリンを含有させたプレアミン®-Pが上市されている．

表 6-5　中心静脈栄養療法用アミノ酸輸液製剤一覧表

項目	モリアミン®S	プロテアミン®12	モリプロン®F	アミパレン®	アミゼット®B	（判読困難）	キドミン®	ネオアミユー®	アミノレバン®	ヒカリレバン®	テルフィス®	モリヘパミン®	プレアミン®P
メーカー	エイワイファーマ	テルモ	エイワイファーマ	大塚製薬工場	テルモ	大塚製薬工場	大塚製薬工場	大塚製薬工場	大塚製薬工場	光製薬	テルモ	エイワイファーマ	エイワイファーマ／扶桑薬品工業
用途・基準組成	Vuj-N	人乳	FAO/WHO	TEO	TEO	TEO	腎不全用	腎不全用	肝不全用	肝不全用	肝不全用	肝不全用	小児用
アミノ酸濃度	10%	12%	10%	10%	10%	10%	7.21%	5.90%	7.99%	7.99%	7.99%	7.97%	7.60%
L-イソロイシン	550	597	560	800	850	910	900	750	900	900	900	920	800
L-ロイシン	1,230	1,138	1,250	1,400	1,350	1,290	1,400	1,000	1,100	1,100	1,100	945	1,600
L-リジン・塩酸塩	2,230	980											
L-リジン・酢酸塩			1,240	1,480		1,000	710	700	760	760	760	395	
L-リジン・リン酸塩					1,216								677
L-メチオニン	710	433	350	390	390	440	300	500	100	100	100	44	150
L-フェニルアラニン	870	974	935	700	770	700	500	500	100	100	100	30	250
L-トレオニン	540	504	650	570	480	700	500	250	450	450	450	214	240
L-トリプトファン	180	187	130	200	160	130	250	250	70	70	70	70	120
L-バリン	610	690	450	800	900	1,400	1,000	750	840	840	840	890	600
（遊離）必須アミノ酸(E)計	6,475	5,307	5,205	5,910	5,700	6,330	5,205	4,500	4,170	4,170	4,170	3,393	4,437
L-アルギニン	800		600	500	470	500	350	250	730	730	730	310	1,000
L-アルギニン・塩酸塩		1,488											
L-ヒスチジン		600		320	320	320	100	25	40	40	40		250
L-ヒスチジン・塩酸塩	400												
グリシン	1,000	1,568	1,070	590	550	700	150						200
L-アラニン		821	620	800	860	710	300	300	750	750	750	540	520
L-アスパラギン酸		202	380	100	50	100							80
L-システイン				100	100	35	100	100					
L-シスチン・塩酸塩		23											
L-グルタミン酸		102											
L-プロリン		1,063		650	640	500	300	200	800	800	800	530	400
L-セリン		467		330	420	170	300	200	500	500	500	260	400
L-チロシン		57		220	300		40	50				40	60
タウリン					50	40		50					20
（遊離）非必須アミノ酸(N)計	1,957	6,055	4,795	4,090	4,300	3,705	2,000	1,400	3,820	3,820	3,820	4,077	3,160
遊離アミノ酸総量	8,432	11,362	10,000	10,000	10,000	10,035	7,205	5,900	7,990	7,990	7,990	7,470	7,597
総窒素量	1,320	1,815	1,520	1,570	1,560	1,520	1,000	810	1,220	1,220	1,220	1,318	1,216
E/N	3.31	0.88	1.09	1.44	1.33	1.71	2.6	3.21	1.09	1.09	1.09	0.83	1.4
分岐鎖アミノ酸 (W/V%)	28.3	21.3	22.6	30	31	35.9	45.8	42.4	35.5	35.5	35.5	36.9	39
亜硫酸塩 (mg)	50	40	50	10	30	30	30	20	30	30	30	25	30
Na^+ (mEq/100 mL)	1.8	15	0.15	0.22	0.3	0.3	0.2	0.2	1.4	1.4	1.4	0.3	0.3
Cl^- (mEq/100 mL)	18.2	15							9.4	9.4	9.4		
$Acetate^-$ (mEq/100 mL)		6	6	12	8	8	4.7				10	10	8
滴定酸度 (mEq/L)	22.74	26.76	37.95	18.53	8.45	7.15	14.05	6.44	25.19	28.81	23.3	3.88	25.1

※ 滴定度は実測値，その他はメーカー提供資料を基に著者作成

第 6 章　リスクマネジメント　　**105**

6-1-3　添加剤：亜硫酸塩からリスクマネジメントを考える

　TPN 製剤には添加剤として亜硫酸水素ナトリウム（$NaHSO_3$）または亜硫酸リジンが組成成分の酸化防止・分解物生成と着色抑制・メイラード反応抑制のために加えられている．このために下記の問題が生じる[4]．

① ジスルフィド結合（-S-S-）の切断：インスリン製剤・hANP 製剤等の失活が問題となる．

② エステル結合の加水分解：ビタミン B_1・タンパク分解酵素阻害剤（ガベキサートメシル酸塩：FOY®，ナファモスタットメシル酸塩：フサン®）等の失活が問題となる．

③ β-ラクタム環の加水分解：カルバペネム系を含む β-ラクタム系抗生物質の失活が生じ治療に影響を与えるので，TPN 製剤の側管から上記薬剤を投与する場合は，別ルーメンの使用か別ルートへの変更が必要になる．

　なお，亜硫酸塩はアレルギー（ショック，気管支喘息，発疹等）惹起物質でもある[6]．

6-1-4　滴定酸度の違いから，リスクマネジメントを考える

　滴定酸度とは「輸液 100 mL を，ヒト血液の pH である 7.4 まで滴定するのに要する 0.1 molNaOH 量」であり[7]，製剤中に含まれる不揮発性酸（体内で H^+ を放出し，代謝性アシドーシスの一因となる）量を反映する．

　TPN 製剤には，pH 調整剤・安定化剤として酸が添加されている．この酸の役割は，ブドウ糖酸化防止・メイラード反応防止やリン酸イオン・カルシウムイオン同時配合により生じる $CaHPO_4$ の沈殿防止等が挙げられる．滴定酸度は様々な要因の影響を受けるが，特に添付文書に表示義務がない添加物の影響が大きい[8]（表 6-6）．

　一方，pH と滴定酸度は必ずしもパラレルな関係にはない[9,10]（表 6-7）．滴定酸度は緩衝性と関

表 6-6　医療用医薬品添加物で名称および成分量の記載義務のない成分

医薬品の種類	記載義務のない成分	
注射剤 （体液用剤， 人工灌流用剤， 粉末注射剤を 含む）	1. 塩化カルシウム 2. 塩化カリウム 3. 塩化ナトリウム 4. 塩酸 5. クエン酸 6. クエン酸ナトリウム 7. コハク酸 8. 酢酸（氷酢酸，無水酢酸含む） 9. 酢酸カリウム 10. 酢酸ナトリウム 11. 酒石酸 12. 水酸化カリウム 13. 水酸化ナトリウム 14. 注射用水 15. 生理食塩液	16. 炭酸ナトリウム 17. 炭酸水素ナトリウム 18. 乳酸 19. 乳酸ナトリウム 20. マレイン酸 21. 硫酸 22. リン酸 23. リン酸カリウム 24. リン酸ナトリウム 25. リン酸水素カリウム 26. リン酸水素カルシウム 27. リン酸二水素カリウム 28. リン酸水素ナトリウム 29. リン酸二水素ナトリウム

（昭和 63 年 10 月 1 日　薬発第 853 号　厚生省　薬務局長通知）

表 6-7　栄養療法に用いられる市販 TPN-PP 輸液製剤の pH と滴定酸度

輸液名	pH	滴定酸度 (m Eq/L)	輸液名	pH	滴定酸度 (m Eq/L)	輸液名	pH	滴定酸度 (m Eq/L)
ハイカリック®1号	4.58	30.4	アミゼット®B	7.01	18.53	ピーエヌツイン®1号	4.98	31.2
ハイカリック®2号	4.55	30.6	アミニック®	6.48	7.15	ピーエヌツイン®2号	5.07	32.8
ハイカリック®3号	4.11	45.3	アミパレン®	7.03	8.45	ピーエヌツイン®3号	5.12	34.4
ハイカリック®NC-L	4.78	23.8	テルアミノ®12	6.48	17.21	アミノトリパ®1号	5.58	22.6
ハイカリック®NC-N	4.74	24.1	プロテアミン®12	6.28	26.76	アミノトリパ®2号	5.53	26.0
ハイカリック®NC-H	4.67	24.3						
ハイカリック®RF	4.44	4.7	モリプロン®F	5.98	37.95	ユニカリック®L	4.44	43.3
			イスポール®12%	5.9	28.92	ユニカリック®N	4.37	48.1
カリナリー®L	4.41	26.4	モリアミン®S	5.95	22.74			
カロナリー®M	4.39	25.9				フルカリック®1号	4.94	29.97
カロナリー®H	4.33	26.1	アミノレバン®	5.75	23.34	フルカリック®2号	4.96	30.01
			モリヘパミン®	7.09	3.88	フルカリック®3号	5.07	32.49
トリパレン®1号	4.59	21.4	ネオアミユー®	6.83	6.44			
トリパレン®2号	4.55	16.9	キドミン®	6.71	14.05	ネオパレン®1号	6.78	14.25
			プレアミン®P	6.48	25.1	ネオパレン®2号	6.59	25.00
リハビックス®-K1号	5.07	10.6						
リハビックス®-K2号	4.92	19.3	プラスアミノ®	4.48	22.62	エルネオパ®1号	5.1	22.84
			アミカリック®	5.02	19.76	エルネオパ®2号	5.3	25.2
			マックアミン®	6.8	7.34	エルネオパ®NF1号		
			アミノフリード®	6.6	7.8	エルネオパ®NF2号		
			ツインパル®	6.68	7.53			
						ミキシッド®L	6.13	12.09
			ビーフリード®	6.71	6.85	ミキシッド®H	6.16	12.51
			パレセーフ®	6.81	5.68			
			アミグランド®	6.71	7.3	ハイカリック®NC-L+アミゼット®B	5.49	21.1
			パレプラス®	6.89	4.25	ハイカリック®NC-N+アミゼット®B	5.43	21.6
						ハイカリック®NC-H+アミゼット®B	5.2	26.56

██████：現在，販売されていない
（実測値）著者作成

連があり，滴定酸度が大きい製剤は緩衝能も大きい．その値は，還元糖が添加された製剤，リン酸イオンとカルシウムイオンが同時配合された製剤，あるいはアミノ酸と還元糖が同時配合された製剤ほど大きくなる．よって，リン酸イオンを含有しないハイカリック®RF は，pH 4.44 と pH は低いものの滴定酸度は 4.7 mEq/L と小さい．一方，ユニカリック®L（2016.3. 経過措置終了）は，pH 4.44 でかつ滴定酸度は 43.3 mEq/L であった．

　この値の違いは，輸液に混合する注射剤の配合変化に影響を及ぼすが，これについては他著に譲る．

　また，メイラード反応の進行は反応系の pH に依存する．そのためワンバッグ製剤は製剤中に塩酸を加え pH を低く保ち反応抑制に成功した製剤であった．しかし，その結果前項で記したように滴定酸度が大きくなった（表 6-7）．体重 50 kg の成人が 1 日の生命活動（食事・代謝）で産生する不揮発性酸の量が 50 mEq/body（1 mEq/kg）であることからも[11]，この数値の影響度が理解できる．

滴定酸の排泄は腎臓が担っている．滴定酸度が48.1 mEq/Lの製剤を1L投与すると，1日に産生する50 mEqに加え製剤による酸（48.1 mEq）負荷が加算され，腎臓は実に2日分の酸処理を負う．腎機能低下者や高齢者にとってこの酸負荷は重大である．そのため頻回にモニタリング（症状観察・血液ガス・血清電解質チェック等）を行うか，滴定酸度を考慮した製剤選択を行うべきである[7,9,10]．

著者らが実測した値を表6-1，表6-2，表6-4，表6-5，表6-7に示した．著者も輸液製剤の滴定酸度が影響したアシデミア症例を経験した（第19回日本注射薬臨床情報学会にて報告）．また，寺島（図6-6）[12]や岡村らの報告（表6-8）[13]もあり，留意する必要がある．

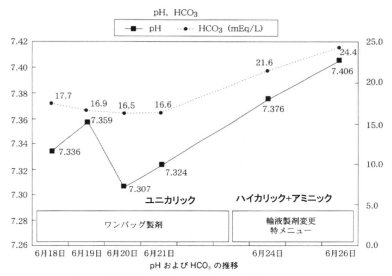

図6-6 滴定酸度が影響した高クロル性アシドーシス
（寺島秀夫ほか（1998）*JJPEN*, 20（4）p.359-368）

表6-8 市販高カロリー輸液製剤による代謝性アシドーシスの発生
（U群：ユニカリック®, P群：ピーエヌツイン®）

TPN施行前後の各種指標における変化量の比較

	ΔpH	ΔHCO$_3^-$	ΔCl$^-$	ΔB.E.	Δ尿pH
U群	-0.06 ± 0.03	-4.55 ± 4.87	$+3.3 \pm 3.8$	-5.51 ± 4.97	-0.81 ± 1.25
P群	-0.005 ± 0.04	$+0.61 \pm 2.60$	-1.85 ± 4.79	$+1.07 \pm 4.56$	$+0.34 \pm 0.98$
有意差	$p < 0.01$	$p < 0.01$	$p < 0.01$	$p < 0.01$	$p < 0.05$

検定：Student's t-test
（岡村健二ほか（2001）外科と代謝・栄養, 35（4），p.279-286より一部改変）

6-1-5　アルカリ化剤の違いから，リスクマネジメントを考える

　生理食塩液とブドウ糖液を除いた輸液製剤には，希釈性アシドーシス（高 Cl^- 性）発症予防の観点から「アルカリ化剤」として「乳酸ナトリウム」「酢酸ナトリウム」「重炭酸ナトリウム」等が配合されている．TPN製剤には前二者が用いられている．表6-1の項目中の「lactate$^-$」「acetate$^-$」がそれに相当する．アルカリ化剤は表6-9に示したように代謝され初めて「HCO_3^-」を産生しアルカリ化剤として機能する[14]．よって，肝機能低下者ではアルカリ化剤として「lactate$^-$」（乳酸ナトリウム）を用いた製剤は代謝が円滑に進まず，代謝性アシデミアに陥るリスクを負う．一方，「acetate$^-$」（酢酸ナトリウム）を用いた製剤は，代謝が骨格筋で代替えされそのリスクは減少する．酢酸カリウムやリジン酢酸塩でアルカリ化剤を供給している製剤もある．

表6-9　輸液へのアルカリ化剤配合の意義

Na － acetate（代謝：骨格筋＜肝）

$$Na^+ + CH_3COO^- + HOH + 2O_2 \rightarrow$$
$$Na^+ + OH^- + 2CO_2 + 2H_2O$$
$$Na^+ + OH^- + 2CO_2 \rightarrow Na \cdot \underline{HCO_3} + CO_2$$

Na － lactate（代謝：肝）

$$Na^+ + CH_3CH(OH) COO^- + HOH + 3O_2 \rightarrow$$
$$Na^+ + OH^- + 3CO_2 + 3H_2O$$
$$Na^+ + OH^- + 3CO_2 \rightarrow Na \cdot \underline{HCO_3} + 2CO_2$$

6-2　キット製剤の構造を理解することがリスクマネジメントにつながる

　TPNキット製剤は，特別な設備がなくとも安全かつ簡便に輸液の無菌調製ができ，在宅医療にも貢献できる．TPNの普及速度に比べ（大学病院を除き）薬剤師による無菌調製が追い付かなかった1980年代当時の時代背景からTPN用輸液製剤のキット化の気運が生まれた．

　TPN用基本液に用いる高濃度ブドウ糖（カルボニル基を持つ）とアミノ酸（アミノ基を持つ）を混合保存することはメイラード反応（アミノカルボニル反応）により，液が褐色（メラノイジンによる）を呈し栄養価が下がるため[15]，これがキット化へのハードルであった．また，病棟での調製には微生物や異物混入のリスクも残されていた[16]．そこで調製時の微生物・異物混入防止・調製時間短縮等の観点からもキット製剤が待望され，1993年にピーエヌツイン®がダブルバッグ製剤として登場した．1996年にはユニカリック®が糖質・電解質・アミノ酸輸液のワンバッグ製剤として上市した（2016.3.経過措置終了）．以降，糖質・アミノ酸輸液に総合ビタミンを加えたトリプルバッグ製剤，現在は微量元素も調製可能なクワッドバッグ製剤も上市された．

TPN キット製剤の進化は無菌性や経済性のメリット，輸液調製時間短縮による業務効率化にもつながった．一方，キット製剤は隔壁開通操作の忘れによる未開通投与や滴定酸度の差異による配合変化や酸・塩基平衡への影響を伴う結果となった．

また本来，多様な患者に一律に適応できる輸液処方は存在しない．TPN キット製剤の処方内容は画一的であり，患者によっては逆に医原性代謝障害が生じるリスクもある．

本項では各製剤における特徴について述べ，TPN キット製剤のリスクマネジメントに資する情報を提供する．

6-2-1　バッグ構造を理解することがリスクマネジメントにつながる

各製剤の特徴および注意点を以下にまとめた．図 6-7～図 6-10 を参照されたい[17, 18]．

1）シングルバッグ製剤

糖・電解質・アミノ酸をワンバッグに納めた製剤．糖質とアミノ酸が混和されて生じるメイラード反応抑制のためあらかじめ塩酸を加えて pH を低く設定した結果，滴定酸度が大きい．ユニカリック®L，N が上市された．ビタミン・微量元素製剤の混合操作は残った．

① 〔ユニカリック® シリーズ〕（2016.3 経過措置終了）

・使用に際し特別な操作の必要がない．

・隔壁開通忘れによるアクシデントは起こりえない．

・滴定酸度が大きいため酸・塩基平衡への影響がある．

・同様の理由で他剤との配合変化も考慮する必要がある[7]．

2）ダブルバッグ製剤

糖・電解質・アミノ酸を含有する製剤．メイラード反応防止のため糖質とアミノ酸が隔壁で隔

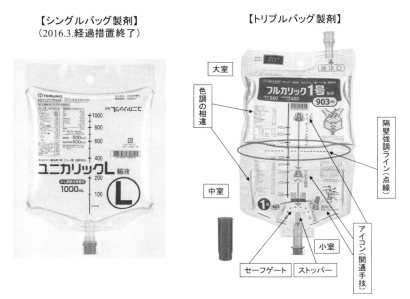

図 6-7　テルモ製品の開通忘れ対策

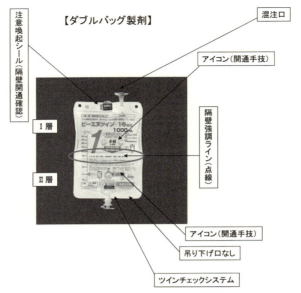

図 6-8 エイワイファーマ製品の開通忘れ対策

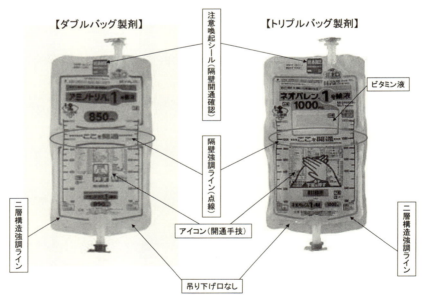

図 6-9 大塚製薬工場製品の開通忘れ対策（1）

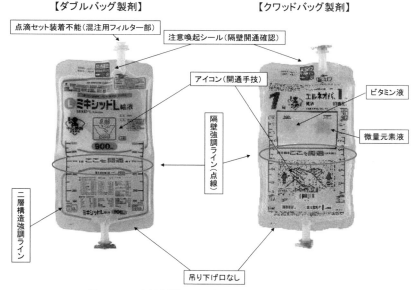

図6-10 大塚製薬工場製品の開通忘れ対策（2）

てられ，使用直前に隔壁を開通し混和する製剤．ピーエヌツイン®1・2・3号輸液，アミノトリパ®1・2号輸液，ミキシッド®L・H輸液がある．ビタミン・微量元素製剤の混合操作は残った．

① 〔ピーエヌツイン® シリーズ〕
- 隔壁開通を確認する注意喚起シールが貼付されている（未開通投与，いわゆるII層〈下室〉のみの投与を防止する為）．
- 未開通時のフリーフォール対策としてII層〈下室〉はK$^+$フリーである．
- 隔壁強調ラインが印字されている．
- 開通手技を表記したアイコンが印字されているが，I層（上室）を押し開通する必要があるため，表示が逆さま．
- 「ツインチェック」システムで開通忘れ対策がとられている．本システムは隔壁開通されない限り解除されず，点滴ラインとの接続もできない．

② 〔アミノトリパ® シリーズ〕
- 隔壁開通を確認する注意喚起シールが貼付されている（未開通投与，いわゆる下室のみの投与を防止するため）．
- 下室のK$^+$は 22 mEq/600 mL（36.7 < 40 mEq/L）で濃度的には配慮されているが量的には未開通時フリーフォール対策としては不十分である（36.7 > 20 mEq/h）．
- 隔壁強調ラインが印字されている．
- 開通手技を表記したアイコンが印字されている．
- 各部屋周囲をラインで囲み2層構造の視認性を向上させている．
- GFX（glucose：fluctose：xylitol ＝ 4：2：1）製剤．血糖値に影響を与えにくいとされ，イン

スリン負荷軽減目的の組成である[1].

③〔ミキシッド® シリーズ〕

・脂肪乳剤の投与速度（0.1 g/kg/h）[19]遵守の面からは評価すべき製剤である.

・ミセル化微小脂肪粒子が安定した状態で糖・電解質液およびアミノ酸液と同時投与できるよう製剤化されており，TPN 用ビタミン・微量元素・補正用 Na^+・K^+ 製剤のみ混合投与できる．それ以外の薬剤の混合は製剤学的工夫を壊す行為（脂肪粒子の粗大化を招く）であり，厳禁である.

・各々の脂質含量は 20% 製剤に換算して L が 75 mL，H が 100 mL 相当である（表6-1）.

・下室の K^+ は 27 mEq/300 mL（90 > 40 mEq/L）で濃度的にも量的にも未開通時フリーフォール対策としては不十分である（27 > 20 mEq/h）.

・開通手技を表記したアイコンが印字されているが，上室を押し開通する必要があるため，表示が逆さま.

3）トリプルバッグ製剤

糖・電解質・アミノ酸・ビタミンを含有する製剤．ダブルバッグ製剤同様，糖質とアミノ酸が隔壁で隔てられている．ビタミンは小室に納められ 3 層構造である．フルカリック® 1・2・3 号輸液，ネオパレン® 1・2 号輸液がある．いずれの製剤も 2 セット投与で 1 日必要量のビタミンを満たす設計となっており，1 セットのみの投与となる場合はビタミン不足に注意が必要である．微量元素製剤の混合操作は残った.

①〔フルカリック® シリーズ〕

・隔壁強調ラインが印字されている.

・開通手技を表記したアイコンが印字されている.

・他社製剤と異なり"絞って"混合する.

・2 層構造の視認性向上のため，あらかじめリン酸リボフラビンナトリウムを添加し黄色の色調とし変化をつけている.

・小室（ビタミン）開通操作（ストッパーを折る）とセーフゲートが患者側にあり未開通投与のリスクは極めて低い.

・未開通時のフリーフォール対策として中室・小室は K^+ フリーである.

②〔ネオパレン® シリーズ〕

・小室開通を確認するアイコンが印字されている.

・隔壁開通を確認する注意喚起シールが貼付されている（未開通投与，いわゆる下室のみの投与を防止するため）.

・下室の K^+ は 22 mEq/700 mL（30 < 40 mEq/L）で濃度的には配慮されているが量的には未開通時フリーフォール対策としては不十分である（22 > 20 mEq/h）.

・バッグ中央に黄色を呈した小室（ビタミン液）を有しワンプッシュで全成分が混和される.

4）クワッドバッグ製剤

糖・電解質・アミノ酸・ビタミン・微量元素がワンプッシュで混合できる製剤．エルネオパ®

1・2号輸液がある.

①〔エルネオパ® シリーズ〕

・バッグ中央部に小室 V（vitamin：ビタミン）と小室 T（trace element：微量元素）を有する.

・隔壁開通を確認する注意喚起シールが貼付されている（未開通投与，いわゆる下室のみの投与を防止するため）.

・下室の K^+ は 18 ＜ 40 mEq/L で濃度的にも量的にも未開通時フリーフォール対策が取られている.

・ネオパレンと異なる点は下室の容量が少ない（ネオパレン®：696 mL，エルネオパ®：500 mL）ため開通時に若干力が必要となる．そのため，完全に隔壁および 2 つの小室の開通を確認する必要がある.

・2017 年にはビタミン処方が FDA 2000 処方準拠かつ微量元素処方が ESPEN ガイドライン準拠のエルネオパ®NF シリーズが上市された.

　いずれの製剤を用いるにしても，ミキシッド® 以外は無脂肪 TPN にならないように注意が必要である.

　TPN 輸液キット製剤は，その進化に伴い利便性向上や業務効率化に貢献してきた．しかし一方，患者が不利益を被る事態が少なからず生じている事実もある．便利は不勉強を生み，安易に TPN キット製剤が処方されるきらいもある．もう 1 度原点に返り，製剤特性に精通し，リスクマネジメントに基づいた適正使用を推進すべきである.

参考文献

1）仲川義人編集（1997），注射薬配合変化予測の実際，p.71-72，医薬ジャーナル社
2）日本静脈経腸栄養学会編集（2013）静脈経腸栄養ガイドライン第 3 版，p.144，照林社
3）寺島秀夫（2012）内科，109, p.265-272
4）倉本敬二（2014）薬局，55, p.1315-1330
5）大村健二（2012）内科，109, p.273-277
6）榊原博樹（1996）臨床医，22, p.68-75
7）倉本敬二（1997）医薬ジャーナル，35, p.1829-1836
8）昭和 63 年 10 月 1 日，薬発第 853 号，厚生省　薬務局長通知
9）東海林徹（2005）薬局，56, p.31-42
10）深谷朋美，倉本敬二，鈴木孝司ほか（2011）医薬品相互作用研究，35, p.17-22
11）飯野靖彦（2001）日腎会誌，43, p.621-630
12）寺島秀夫，三浦修，畠山征子ほか（1998）*JJPEN*, 20, p.359-368
13）岡村健二，種子田岳史，井上克彦ほか（2001）外科と代謝・栄養，35, p.279-285
14）倉本敬二（2012）薬局，63, p.44-45
15）並木満夫，林健樹（1983）化学と生物，21, p.368-380
16）倉本敬二（2009）静脈経腸栄養，24, p.1183-1190
17）千葉貴志（2011）月刊薬事，53, p.1435-1438
18）勝山壮（2015）月刊薬事，57, p.1477-1482
19）入山圭二，大柳治正，Daniel H.Teitelbaum ほか（2004）静脈経腸栄養，19, p.81-100

第7章 経静脈から経腸へ

　病態が改善し TPN の必要性がなくなれば，栄養療法・薬物療法もより生理的な方法である経腸・経口投与を目指す．本章では第 2 章で作成した輸液処方（表 7-1）を用いて経腸栄養法への移行方法（胃瘻・腸瘻・経鼻といったルートは問わない）について概説する．経口については経腸への移行と同様であり，嚥下能に問題がなければ特別な配慮は必要ないので，本章では割愛する．

表 7-1　シナリオ患者（第 2 章）の TPN 処方

---

① ハイカリック®NC-H（700 mL）＋アミニック®（300 mL）
　＋ビタジェクト®1 set（10 mL）
　（茶ライン：0〜0°）
② 50％ブドウ糖（200 mL）＋アミニック®（300 mL）
　＋エレメンミック®キット 1 set（2 mL）＋アスパラ®K（10 mEq/10 mL）2 A
　（白ライン：0〜0°）
③ 20％イントラファット®（200 mL）（末梢：6.6 hr）
④ saline（100 mL）＋Antibiotics×2（白ライン side）
⑤ ガスター®（20 mg/2 mL）1 A＋saline（20 mL）×2（白ライン side）

7-1　第一段階：スタート（腸管機能の確認）

　TPN は原則，絶飲食下で行われる全身管理法である．経腸への移行時にはまず腸管機能の確認を行う．各医療機関で様々な方法があるが，図 7-1 に示した「微温湯＋乳酸菌製剤」で行う方法もある．乳酸菌製剤は少量の微温湯に溶いて投与する．この段階では栄養素はまだ投与していないので，水分量の調節のみを行う．注射剤のガスター®注射液 20 mg は経口剤のガスター®OD 錠 20 mg へと剤形変更を行った．

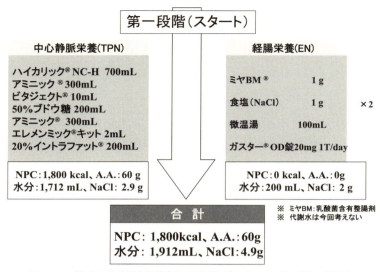

図 7-1　輸液から経腸栄養剤への移行プロトコール（第一段階）

7-2　第二段階（経腸栄養剤への忍容性の確認）

第一段階で下痢等が生じず腸管機能が働くことを確認できたら，次の段階へと進む．ここでは，経腸栄養剤への忍容性（相性）を確認する．最小規格製剤を用いて，1日複数回の投与を試みる．その際，栄養輸液減量分に相当する水分・塩分の付加を同時に行う（図 7-2）．

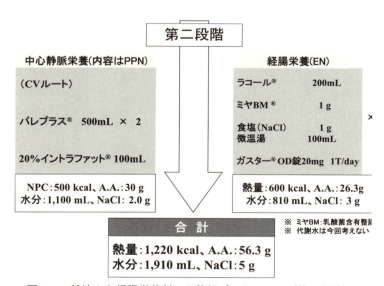

図 7-2　輸液から経腸栄養剤への移行プロトコール（第二段階）

この段階での注意は，経腸栄養剤に食塩（や治療薬）を混合しないことである．食塩は微温湯に混合・溶解し投与する．経腸栄養剤はコロイドの性質を持っているため，強電解質である食塩（NaCl）を混合すると塩析のリスクが生じるからである（図7-3）．また，経管栄養の場合はすべてを注入し終えた後の微温湯でのフラッシュを忘れずに行う．これは経腸栄養剤成分がチューブ内腔に残った場合に「カード化※」が生じ，内径が狭まったり，チューブ汚れの原因となるからである（図7-4）．

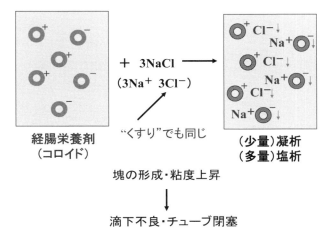

図7-3　経腸栄養剤に直接"くすり"や"食塩"を混合しない理由

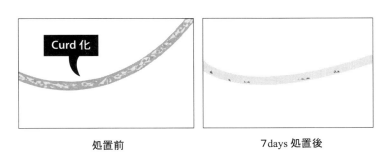

カード化が生じてしまった場合，フラッシュ後のロックにはタンパク分解酵素の入った消化酵素剤を微温湯に溶いた上澄液を用いる．その処理によりチューブ内腔に付着した変性タンパクが減少する．

図7-4　変性タンパク付着（経腸栄養剤のcurd化）への対策例

※カード（curd）化：経腸栄養チューブの管理がおろそかになると生じる．経腸栄養剤成分がチューブ内腔に残りcurd化（ヨーグルト化・固形化）し，内径が狭まったり汚れがあらわれる現象である．これを防止するためには，栄養剤投与後に水20 mL程度でフラッシュを行い栄養剤成分が残存しないように努めることとその後に静菌作用を期待して，酢水（食酢の10倍希釈液：酢酸の静菌作用を利用）でロックしておくことが必要である．

7-3 第三段階（経腸栄養剤の増量）

この段階ではCVルートから，末梢ルートへブラッドアクセスを変更する（図7-5）．また，輸液は緊急時対応用ルートキープのための輸液のみとする．生命維持に必要な栄養と水分は経腸からの投与とする．

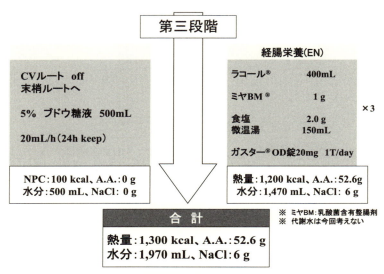

図7-5　輸液から経腸栄養剤への移行プロトコール（第三段階）

7-4 第四段階：ゴール（経腸栄養のみでの栄養投与）

点滴ルートはオフかヘパリンロック※とする（図7-6）．経管栄養患者であれば，ここがゴールである．経口投与へ移行したい患者は嚥下訓練も併用しながら経口食を試みていく．嚥下能力に問題のない患者であれば，第二段階や第三段階から試みてもよい．この場合はすべて食品を扱うことになるので，管理栄養士との協働が必須である．

なお，今回用いた半消化態経腸栄養剤（ラコール®）のNPC/Nは約120である．

※ヘパリンロック：点滴や注射剤投与のためのルート確保が難しい（血管が見えない）患者の場合に行われる．注射剤投与の可能性がある場合に，すぐには抜針せずに留置針にヘパリン溶液を満たしてルートを温存する．患者の穿刺時の疼痛軽減にもつながる．ただし，お守りとして長時間維持することは感染管理上好ましくない．その必要性があると判断された場合に限る．用いられるヘパリン濃度は，ロック時間が6時間までは10 units/mL，12〜最長24時間までは100 units/mLが用いられる．

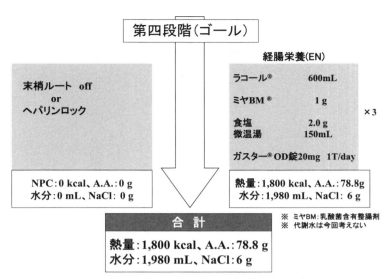

図7-6 輸液から経腸栄養剤への移行プロトコール（第四段階）

第8章　経腸栄養剤

　静脈栄養管理・輸液による全身体液管理の状態を脱した患者は，通常入院前の栄養摂取法である「経口摂取」へと戻っていく．その場合は，食品による管理になるので，本書では扱わない．
　「経口摂取」へと戻れなかった患者と疾病により「経口摂取」に制限が加わる患者に経腸栄養剤が必要となる．経腸栄養剤には食品扱いのものと，医薬品扱いのものがある．本章では医薬品の経腸栄養剤についての理解を深める．

8-1　経腸栄養の特徴

1. 身体の消化・吸収能を利用する生理的な投与方法である
2. 高カロリー投与も可能で，手技・管理が静脈栄養管理に比べて容易である
3. 重篤な副作用・合併症が静脈栄養管理に比べて少ない
4. 腸管の機能を保ち，胆汁うっ滞の予防ができる
5. 中心静脈栄養法に比べて医療コストが軽減できる

経腸栄養の位置付けを図8-1に示した．

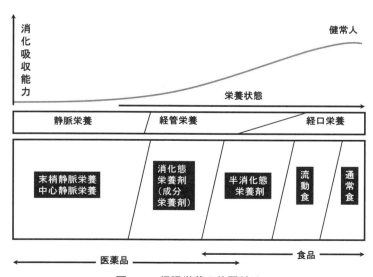

図8-1　経腸栄養の位置付け

8-2　経腸栄養の適応

1. 経口摂取不能または不十分な患者
（上部消化管の通過障害：胃・食道がん，神経性食思不振症，意識障害，嚥下障害，手術直後，放射線・化学療法施行例）
2. 消化管の安静が必要な患者
（上部消化管術後，上部消化管縫合不全，消化管瘻，亜イレウス）
3. 炎症性腸疾患
（クローン病，潰瘍性大腸炎）
4. 吸収不良症候群
（短腸症候群，放射線腸炎，慢性膵炎）
5. 代謝亢進状態にある疾患
（重症外傷，熱傷）
6. 肝障害・腎障害
7. 術前・検査前の管理

8-3　経腸栄養の禁忌

1. 腸管の吸収・消化能が著しく低下している場合
2. 腸管が完全に閉塞している場合
3. コントロール困難な難治性下痢症の場合
4. ショック・多臓器不全等，厳密な水分・電解質管理を必要とする場合
5. 食道・気管支瘻等，誤嚥性肺炎のリスクがある場合

上記に該当する場合は，消化管が安全に使えないので静脈栄養法を用いることになる（図8-2）．

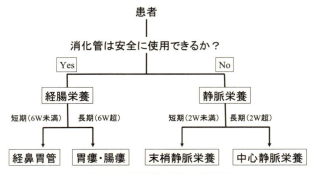

図8-2　栄養管理法の選択例
（ASPEN ガイドライン 2002　一部改変）

8-4　投与方法の比較

全身管理に必要な栄養素を投与するルートを表8-1にまとめた．それぞれに一長一短がある．

表 8-1　栄養投与法の比較

	経腸栄養 経鼻（N-G）	経腸栄養 胃瘻（PEG）	経腸栄養 腸瘻（PEJ）	静脈栄養 中心静脈（CV）
簡便性	○	○	○	×
投与時間	○	○	×	△
感染	△	○	○	×
誤嚥	×	○	◎	◎
誤留置	×	○	○	○
生理的	○	○	×	×

◎：特に有用，○：有用，△：どちらとも言えない，×：不利

N-G：nasal-gastro，PEG：percutaneous endoscopic gastrostomy，
PEJ：percutaneous endoscopic jejunostomy，CV：central vein

8-5　経腸栄養法の利点

8-5-1　経腸栄養法は腸管を使う全身管理法である

　経腸栄養法は腸管を使う全身管理法である．その最大の利点は，腸管が免疫臓器でもあるということである．

　消化管粘膜には腸管リンパ組織（GALT：gut-associated lymphoid tissue）が存在し，IgA分泌応答誘導を担っている．すなわち，GALTに抗原刺激（病原体）が加わると免疫担当細胞が活性化しIgA産生形質細胞が誘導される．それにより分泌型IgAが粘膜面に分泌され防御抗体として働く．腸管は体内の免疫グロブリン産生細胞分布の70％以上を占め，免疫臓器の要でもある（図8-3）．経腸栄養により腸管を使用することは感染防御の面からも重要である．

　一方，腸管を使用しない栄養法（静脈栄養法）の場合は，小腸の形態的変化が生じ，それらのメリットが得られない側面がある（図8-4）．固型飼料ラットでは小腸絨毛の丈が高く，密生し，筋層も厚い．TPNラットでは絨毛の丈は短く，細く，疎であり，上皮の剝離も見られる．筋層も薄く，全体に萎縮が著明である．このことが腸管の免疫臓器としての活性にも影響する．

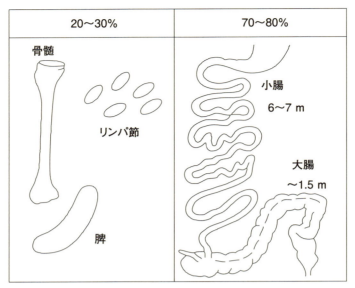

図 8-3　免疫グロブリン産生細胞の分布と産生割合

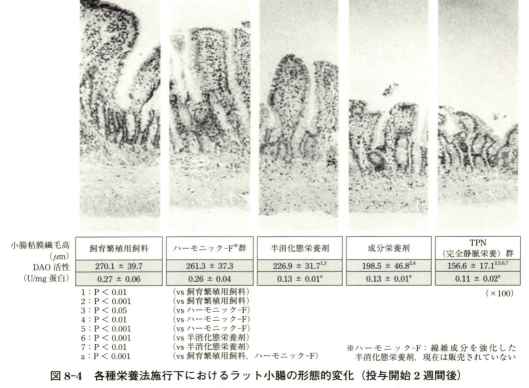

小腸粘膜繊毛高 (μm) DAO 活性 (U/mg 蛋白)	飼育繁殖用飼料	ハーモニック-F※群	半消化態栄養剤	成分栄養剤	TPN (完全静脈栄養) 群
	270.1 ± 39.7	261.3 ± 37.3	226.9 ± 31.7[1,3]	198.5 ± 46.8[2,4]	156.6 ± 17.1[2,5,6,7]
	0.27 ± 0.06	0.26 ± 0.04	0.13 ± 0.01[a]	0.13 ± 0.01[a]	0.11 ± 0.02[a]

1 : $P < 0.01$ (vs 飼育繁殖用飼料)
2 : $P < 0.001$ (vs 飼育繁殖用飼料)
3 : $P < 0.05$ (vs ハーモニック-F)
4 : $P < 0.01$ (vs ハーモニック-F)
5 : $P < 0.001$ (vs ハーモニック-F)
6 : $P < 0.001$ (vs 半消化態栄養剤)
7 : $P < 0.001$ (vs 半消化態栄養剤)
a : $P < 0.001$ (vs 飼育繁殖用飼料, ハーモニック-F)

(×100)

※ハーモニック-F：線維成分を強化した半消化態栄養剤．現在は販売されていない

図 8-4　各種栄養法施行下におけるラット小腸の形態的変化（投与開始 2 週間後）

（細田信道ほか（1988）外科と代謝・栄養，22（1），p.26）

8-5-2　n-6/n-3

　n-6系脂肪酸摂取量とn-3系脂肪酸摂取量の適正比率については，未だ結論は出ていない．しかし，n-6系脂肪酸は炎症性エイコサノイドの基質であり（図8-5），またn-3系脂肪酸は抗炎症性エイコサノイドの基質である（図8-6）．さらに日本人の母乳中のn-6/n-3は欧米人よりも

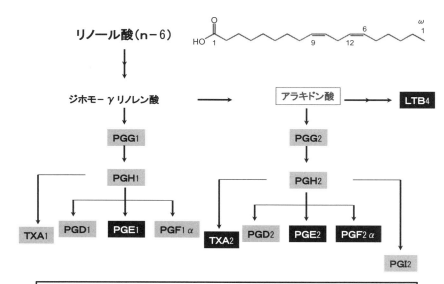

図8-5　n-6/n-3　について（必須脂肪酸と生理活性物質の産生（1））

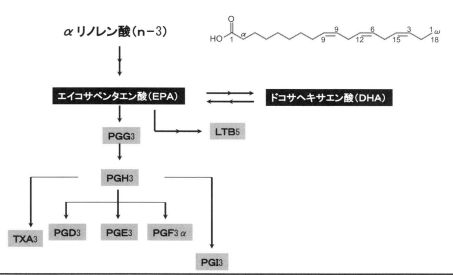

図8-6　n-6/n-3　について（必須脂肪酸と生理活性物質の産生（2））

低く 4～6 程度である．これらのことから，n-6/n-3 は患者や疾患特性に合わせた経腸栄養剤選択に際して参考となる値である．すなわち，経腸栄養剤以外の薬物療法で抗炎症薬を使用している場合には n-6/n-3 が 44 の製剤は避けることが望ましい．

8-6　各経腸栄養製剤（図 8-7～図 8-9）

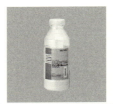
① エレンタール®配合内用剤
（EAファーマ）

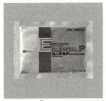
② エレンタール®P乳幼児用配合内用剤
（EAファーマ）

③-1　ツインライン®NF配合経腸用液A
（イーエヌ大塚製薬）

③-2　ツインライン®NF配合経腸用液B
（イーエヌ大塚製薬）

図 8-7　医薬品扱いの経腸栄養剤（1）

④　ラコール®NF配合経腸用液
（イーエヌ大塚製薬）

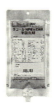
⑤　ラコール®NF配合経腸用半固形剤
（イーエヌ大塚製薬）

⑥　エンシュア・リキッド®
（アボットジャパン）

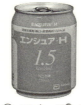
⑦　エンシュア®・H
（アボットジャパン）

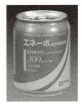
⑧　エネーボ®配合経腸用液
（アボットジャパン）

図 8-8　医薬品扱いの経腸栄養剤（2）

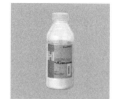
⑨ ヘパンED®配合内用剤
（EAファーマ）

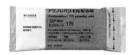
⑩ アミノレバン® EN配合散
（大塚製薬）

⑪ アミユー®配合顆粒
（EAファーマ）

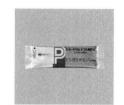
⑫ ESポリタミン®配合顆粒
（EAファーマ）

図8-9　医薬品扱いの経腸栄養剤（3）

① エレンタール®配合内用剤（成分栄養剤）

【効能または効果】消化をほとんど必要としない成分で構成された極めて低残渣性・易吸収性の経腸的高カロリー栄養剤でエレメンタルダイエットまたは成分栄養と呼ばれる．一般に，手術前・後の患者に対し，未消化態タンパクを含む経管栄養剤による栄養管理が困難な時，用いることができるが特に下記の場合に使用する．

1. 未消化態タンパクを含む経管栄養剤の適応困難時の術後栄養管理
2. 腸内の清浄化を要する疾患の栄養管理
3. 術直後の栄養管理
4. 消化管異常病態下の栄養管理（縫合不全・短腸症候群・各種消化管瘻等）
5. 消化管特殊疾患時の栄養管理（クローン病・潰瘍性大腸炎・消化不全症候群・膵疾患・タンパク漏出性腸炎等）
6. 高カロリー輸液の適応が困難となった時の栄養管理（広範囲熱傷等）

② エレンタール®P乳幼児用配合内用剤（新生児・乳幼児用成分栄養剤）

【効能または効果】新生児および乳幼児の下記疾患の栄養管理に用いる．ただし，満年齢は原則として2歳未満とする．

1. 小腸切除，回腸瘻造設等で消化吸収障害を有する場合
2. 悪性腫瘍
3. 心疾患術後
4. 難治性下痢
5. 術前に腸管内の清浄化を要する場合
6. 消化管術後で未消化態タンパクを含む栄養物による栄養管理が困難な場合
7. ヒルシュスプルング病（short segment）の保存療法，胆道閉鎖，栄養障害等で未消化態タ

ンパクを含む栄養物による栄養管理が困難な場合

③ ツインライン®NF 配合経腸用液（消化態栄養剤）
一般に，手術後患者の栄養保持に用いることができるが，特に長期にわたり，経口的食事摂取が困難な場合の経管栄養補給に使用する．

④ ラコール®NF 配合経腸用液（半消化態栄養剤）
一般に，手術後患者の栄養保持に用いることができるが，特に長期にわたり，経口的食事摂取が困難な場合の経管栄養補給に使用する．

⑤ ラコール®NF 配合経腸用剤（半消化態栄養剤）
　ラコール®NF 配合経腸用半固形剤（半消化態栄養剤）
一般に，手術後患者の栄養保持に用いることができるが，特に長期にわたり，経口的食事摂取が困難な場合の経管栄養補給に使用する．

⑥ エンシュア・リキッド®（半消化態栄養剤）
一般に，手術後患者の栄養保持に用いることができるが，特に長期にわたり，経口的食事摂取が困難な場合の経管栄養補給に使用する．

⑦ エンシュア®・H（半消化態栄養剤）
一般に，手術後患者の栄養保持に用いることができるが，特に長期にわたり，経口的食事摂取が困難で，単位当たり高カロリー（1.5 kcal/mL）の経腸栄養剤を必要とする下記の患者の経管栄養補給に使用する．
1. 水分の摂取制限が必要な患者（心不全や腎不全を合併している患者など）
2. 安静時エネルギー消費量が亢進している患者（熱傷患者，感染症を合併している患者など）
3. 経腸栄養剤の投与容量を減らしたい患者（容量依存性の腹部膨満感を訴える患者など）
4. 経腸栄養剤の投与時間の短縮が望ましい患者（口腔外科や耳鼻科の術後患者など）

⑧ エネーボ®配合経腸用液（半消化態栄養剤）
一般に，手術後患者の栄養保持に用いることができるが，特に長期にわたり，経口的食事摂取が困難な場合の経管栄養補給に使用する．

⑨ ヘパン ED®配合内用剤（肝不全用成分栄養剤）
肝性脳症を伴う慢性肝不全患者の栄養状態の改善．

第 8 章　経腸栄養剤　*129*

⑩ アミノレバン®EN 配合散（肝不全用成分栄養剤）

肝性脳症を伴う慢性肝不全患者の栄養状態の改善.

⑪ アミユー® 配合顆粒（腎不全用必須アミノ酸製剤）

慢性腎不全時のアミノ酸補給.

⑫ ES ポリタミン® 配合顆粒（必須アミノ酸製剤）

下記状態時のアミノ酸補給.

・低タンパク血症，低栄養状態，手術前後

上記医薬品についての詳細情報を表 8-2（次頁）に示した.

Key Words

経腸栄養，n-6/n-3，成分栄養剤，新生児・乳幼児用成分栄養剤，消化態栄養剤，半消化態栄養剤，肝不全用成分栄養剤，腎不全用必須アミノ酸製剤，必須アミノ酸製剤

表8-2 経腸栄養剤（医薬品扱い）一覧

医薬品名	メーカー	分類	投与ルート	ビタミンK含有量 (μg/100 kcal)	Na^+含有量 (mEq/100 kcal)	剤形	水分量 (%)	総熱量 (kcal/規格)	NPC/N	n-6/n-3	Fischer比	浸透圧 (mOsm/kg)
エレンタール®配合内用剤	EAファーマ	成分栄養剤		3	3.77	粉末	0	300 kcal/80 g	108	6.8	(-)	882
エレンタール®P乳幼児用配合内用剤		成分栄養剤（新生児・乳幼児用）	経口・経管	4.49	4.04	粉末	0	156 kcal/40 g	163	6.7		548
ツインライン®NF配合経腸用液	イーエヌ大塚製薬	消化態栄養剤	経管・経口	6.25	3	液体	85%	400 kcal/400 mL	142			470～510
ラコール®NF配合経腸用液	イーエヌ大塚製薬			6.25	3.2	液体	85%	200 kcal/200 mL	120	3		330～360
ラコール®NF配合経腸用半固形剤		半消化態栄養剤	経口・経管	7		半固形	76%	300 kcal/300 g			(-)	(-)
エンシュア・リキッド®	アボットジャパン			7.01	3.48	液体	85.2%	250 kcal/250 mL	157	44		330
エンシュア®・H							77.6%	375 kcal/250 mL				700
エネーボ®配合経腸用液				9.67	3.33	液体	81.2%	300 kcal/250 mL	116	4		350
ヘパンED®配合内用剤	EAファーマ	肝不全用	経口・経管	14.2	2.58	粉末	0	310 kcal/80 g	148	6.7	31.6	901
アミノレバン®EN配合散	大塚製薬	肝不全用（BCAA rich）	経管	2.75	4.67*	粉末		200 kcal/50 g	72		75.7	591
アミュー®配合顆粒	EAファーマ	腎不全用必須アミノ酸	経口	(-)	(-)	顆粒	(-)	8.5 kcal/2.5 g	(-)		1.93	(-)
ESポリタミン®配合顆粒		必須アミノ酸	経口			顆粒		5.6 kcakl/2 g	(-)		3.09	

*アスコルビン酸Na、リン酸二水素Na、クエン酸第一鉄、クエン酸Naの和として

浸透圧値：粉末のものは、添付文書通りに溶解した場合の実測値
　　　　　液体のものは、添付文書記載の値

▨ データなし

付録　演習問題

1. 高カロリー輸液の調製において，ブドウ糖含有率30%の基本輸液（1,200 mL）に，アミノ酸含有率10%の総合アミノ酸輸液（200 mL，総窒素量3 g）を3バッグ，さらに高カロリー輸液用微量元素製剤（2 mL），総合ビタミン剤（5 mL）を混合した．この高カロリー輸液の非タンパク熱量/総窒素比（NPC/N比）として最も近い数値はどれか．1つ選べ．

（第93回薬剤師国家試験　問224（93224））

1. 80
2. 160
3. 200
4. 320
5. 480

2. 体重60 kgの患者に下記の栄養輸液が処方された．この処方における非タンパク質性カロリー/窒素量（kcal/g）に最も近い数値はどれか．1つ選べ．ただし，1 gあたりの熱量はブドウ糖4 kcal，アミノ酸4 kcalとし，脂肪乳剤（ダイズ油20%）100 mLに含まれる熱量を200 kcal，総合アミノ酸輸液200 mL中の総窒素量を3.0 gとする．

（第95回薬剤師国家試験　問226（95226））

処方1

ブドウ糖含有率30%の基本輸液（1,200 mL）	1バッグ
アミノ酸含有率10%の総合アミノ酸輸液（200 mL）	3バッグ
高カロリー輸液用微量元素製剤（2 mL）	1アンプル
高カロリー輸液用総合ビタミン剤（5 mL）	1バイアル

　　1日1回24時間中心静脈持続点滴

処方2

脂肪乳剤（ダイズ油20%）（100 mL）	1バッグ

　　1日1回4時間末梢静脈持続点滴

1. 160
2. 170
3. 180
4. 190
5. 210

3. 45歳の男性に対して，ブドウ糖を25％含む高カロリー輸液用基本液（1,400 mL），アミノ酸を10％含む総合アミノ酸輸液（600 mL），高カロリー輸液用微量元素製剤（2 mL），総合ビタミン製剤（5 mL），ダイズ油を20％含む脂肪乳剤（100 mL）が処方された．

　　この処方における非タンパク質性カロリー（kcal）/窒素量（g）の値（NPC/N）はいくつか．Atwater係数を用いて計算し，最も近い値を1つ選べ．ただし，アミノ酸の窒素の含有量を16％，脂肪乳剤（100 mL）に含まれるダイズ油以外の成分（アミノ酸は含まれていない）のカロリーを20 kcalとする．

（第98回薬剤師国家試験　問226（98226））

1. 130
2. 150
3. 170
4. 190
5. 210

4. 65歳女性．体重50 kg．絶飲絶食であり，維持期に用いる1日あたりの高カロリー輸液の組成を考えることになった．この患者の1日あたりに必要な総エネルギー量は，予測式から基礎代謝量を求め，活動因子および障害因子を考慮して算出したところ，1,400 kcalであった．高カロリー輸液組成において，非タンパクカロリー/窒素比（NPC/N）が，150になるようにしたい．10％アミノ酸輸液の投与量として最も近いものはどれか．1つ選べ．

　　ただし，タンパク質には窒素が16％含まれるものとする．また，20％脂肪乳剤250 mL（500 kcal）1本を末梢静脈より投与する予定である．

（第100回薬剤師国家試験　問328（100328））

1. 50 mL
2. 100 mL
3. 300 mL
4. 400 mL
5. 500 mL

5. 50歳男性. 体重60 kg. 重症感染症のため一時的に高カロリー輸液ソフトバッグ製剤（1,003 mL 中にブドウ糖 175 g, 総遊離アミノ酸 30 g を含有）を中心静脈から投与することになった. この男性の腎機能は正常である.

非タンパク質性カロリー（kcal）/窒素（g）比（NPC/N）の値として最も近いのはどれか. 1つ選べ. ただし, アミノ酸は 16％の窒素を含むものとする.

（第 102 回薬剤師国家試験　問 222（102222））

1. 125
2. 150
3. 175
4. 200
5. 225

解　答

1.　NPC $= (1{,}200 \times 0.3) \times 4 = 1{,}440$ kcal

　N $= \{(200 \times 3) \times 0.1\} \div 6.25 = 9.6$ g

　∴　NPC/N $= 1{,}440 \div 9.6 = 150$　よって，最も近い数値は160　⇒　選択肢は　2.

2.　NPC $= (1{,}200 \times 0.3) \times 4 + 200 = 1{,}640$ kcal

　N $= 3 \times 3 = 9$ g

　∴　NPC/N $= 1{,}640 \div 9 \doteqdot 182.222$　よって，最も近い数値は180　⇒　選択肢は　3.

3.　NPC $= (1{,}400 \times 0.25) \times 4 + \{(100 \times 0.2) \times 9 + 20\} = 1{,}600$ kcal

　N $= (600 \times 0.1) \div 6.25 = 9.6$

　∴　NPC/N $= 1{,}600 \div 9.6 \doteqdot 166.666$　よって，最も近い数値は170　⇒　選択肢は　3.

4.　NPC/N $= 150$　が成り立つ．

　N量（g）をXと仮定，10%アミノ酸輸液量（mL）をYと仮定する．

　X $= (Y \times 0.1) \times 0.16$　である．

　また，

　NPC $= 1{,}400 - \{(Y \times 0.1) \times 4\}$　である．

　よって，

　NPC/N　⇒　$1{,}400 - \{(Y \times 0.1) \times 4\}/(Y \times 0.1) \times 0.16 = 150$

　この方程式を解くと

　$1{,}400 - \{(Y \times 0.1) \times 4\} = (Y \times 0.1) \times 0.16 \times 150$

　$1{,}400 - 0.4\,Y = 2.4\,Y$

　$2.8\,Y = 1{,}400$

　$Y = 500$（mL）

　∴　最も近い数値は500　⇒　選択肢は　5.

5.　NPC $= 175 \times 4 = 700$ kcal

　N $= 30 \times 0.16 = 4.8$

　∴　NPC/N $= 700 \div 4.8 \doteqdot 145.833$　よって，最も近い数値は150　⇒　選択肢は　2.

索　引

あ行

アシドーシス	56
アミノ酸	24, 37
亜硫酸水素ナトリウム	105
亜硫酸リジン	105
アルカリ化剤	108
α リノレン酸	31, 85
維持液	10
1 号輸液	10
ウェルニッケ（Werniche）脳症	
	54, 88
エイコサノイド	84
栄養管理法	22
栄養サポートチーム	21
FAO/WHO 基準に準じた製剤	
	38, 99

か行

開始液	10
活動係数	24
カード（curd）化	117
肝機能異常	85
肝機能障害	32
肝不全用製剤	41, 101
急速過剰栄養	91
グルコース	45
クワッドバッグ製剤	112
経腸栄養剤	116, 118,
	119, 121, 126, 127, 130
血漿	3
血清トリグリセリド	35
高クロル性アシドーシス	107
高血糖	81
膠質浸透圧	7
膠質輸液	16
恒常性	4, 5
呼吸商	33
呼吸性アシドーシス	91
5％ブドウ糖液	5, 8, 9, 10
コルサコフ（Korsakoff）症候群	
	54, 88, 89

さ行

細胞外液	3
細胞外液補充液	10, 12
細胞内液	3
酢酸ナトリウム	108
3 号輸液	10, 14
GIK 療法	83
脂質	24, 31
脂肪肝	32
脂肪乳剤	34, 46, 85
自由水	8, 9
重炭酸ナトリウム	108
術後回復液	10
晶質浸透圧	7
小児用総合アミノ酸製剤	
	43, 103
処方鑑査	61
腎機能異常	86
シングルバッグ製剤	109
浸透圧	4
人乳組成に準じた製剤	40, 99
腎不全用製剤	40, 101
スターリングの仮説	89, 90
スライディングスケール	82
スリーインワンバッグ製剤	
	34
生理食塩液	5, 6, 8
組織間液	3
損傷係数	24

た行

体液分画	3
代謝水	27
代謝性アシドーシス	92, 107
脱水補給液	10
ダブルバッグ製剤	109
ダブルルーメン	22
タンパク質	24
窒素係数	25
中心静脈栄養療法	16
中心静脈栄養療法用アミノ酸	
輸液製剤	39, 104

TEO 基準に準じた製剤

	40, 99
低血糖	83
低 Na^+ 血症	4
TPN キット製剤	108
TPN 製剤	17, 36, 95, 97
滴定酸度	105, 107
鉄過剰症	51
電解質	26
添加剤	105
糖質	25, 44
等張輸液	5
トリプルバッグ製剤	112

な行

2 号輸液	10
日本静脈経腸栄養学会	51
乳酸アシドーシス	89
乳酸ナトリウム	108

は行

肺水腫	89
バランスシート	86, 87
Harris-Benedict の式	23
ビタミン	52, 53, 55
ビタミン過剰症	58
ビタミン欠乏症	54
必須脂肪酸	31, 84, 125
必須脂肪酸欠乏症	31, 84
PPN 製剤	18, 38
微量元素	47, 48, 49, 50, 51, 87
Fischer 比	41
不感蒸泄	29
浮腫	89, 90
フラッシュ	35
米国静脈経腸栄養学会	51
ヘモクロマトーシス	51
Holliday-Segar 式	26

ま行

末梢静脈栄養療法	16
メイラード反応	105, 106, 108

や行

輸液	3
溶質平衡	4
4号輸液	10

ら行

リスクマネジメント	95
リノール酸	31, 85
リフィーディング症候群	91
Long の方法	23

欧文

acetate$^-$	108
ASPEN	51
double lumen	22
ECF	3
extracellular fluid	3
free water	8
glycation	82
homeostasis	4
ICF	3
interstitial fluid	3
intracellular fluid	3
ISF	3
JSPEN	51
lactate$^-$	108
n-6/n-3	125
non-protein-calorie	25
NPC	25
NPC/N	25, 37
NST	21
nutrition support team	21
plasma water	3
PPN(peripheral parenteral nutrition)	16
re-feeding syndrome	91, 93
total parenteral nutrition	16
TPN	16
Vuj-N	37, 99

倉本　敬二（くらもと　けいじ）

国際医療福祉大学薬学部医療薬学分野　教授

1985 年　星薬科大学　卒業
2007 年　山形大学　医学部　博士（医学）取得
2009 年　奥羽大学　歯学部附属病院　薬局長
2010 年　奥羽大学　薬学部　准教授
2014 年　東京薬科大学　薬学実務実習教育センター　特任教授
2017 年　国際医療福祉大学　薬学部　教授（〜現在に至る）

　病院薬剤師生活は計 28 年．輸液管理・静脈経腸栄養管理等を通して循環器・呼吸器・口腔外科病棟で"顔の見える薬剤師"を念頭にチーム医療を実践．
　医療現場の酸いも甘いもかいくぐってきた，と本人は思っている．
　現在は臨床経験に基づいて学生教育を実践するとともに，研究面では輸液版オレンジブックの作成に注力している．
　趣味はスキーとジョギング．そして，スポーツ中継に弱い．時間がないと言いながら，スポーツ中継（特にマラソンや駅伝）は最初から最後まで見入ってしまう悪い癖がある．

薬学輸液療法
　　輸液力アップを図れ！

定価（本体 3,400 円＋税）

2018 年 3 月 16 日　初 版 発 行 ©
2022 年 2 月 17 日　3 刷 発 行

著　　　者　倉　本　敬　二

発 行 者　廣　川　重　男

印 刷・製 本　日本ハイコム
表紙デザイン　㈲羽鳥事務所

発行所　**京 都 廣 川 書 店**
　　　東京事務所　東京都千代田区神田小川町 2-6-12 東観小川町ビル
　　　　　　　　　TEL 03-5283-2045　FAX 03-5283-2046
　　　京都事務所　京都市山科区御陵中内町　京都薬科大学内
　　　　　　　　　TEL 075-595-0045　FAX 075-595-0046
　　　　　　　　　URL：https://www.kyoto-hirokawa.co.jp/

ISO14001 取得工場で印刷しました